# Wie viel wiegt mein Leben?

ANTONIA C. WESSELING

# Wie viel wiegt mein Leben?

## WARUM WIR BEI MAGERSUCHT ÜBER DEN TELLERRAND SCHAUEN MÜSSEN

Eden BOOKS

# Inhalt

*Ich werde dich so was von stolz machen.*

Notiz an mich selbst

Als mein letzter Fantasyroman erschien, fragte mich meine Mutter, ob ich mir vorstellen könne, jemals über die Magersucht zu schreiben. »Nein!«, sagte ich sofort. »Die Krankheit hat mir so viel genommen. Mein Schreiben bekommt sie nicht.«

Meine Einstellung zu diesem Thema hat sich ebenso sehr verändert wie ich mich selbst. In diesem Buch stecken viele Kapitel Leidensweg, aber auch viele Kapitel Hoffnung und Kampf. Ein Kampf, den ich letztendlich gewann. Mit diesen Seiten hat die Magersucht mir deshalb nicht »auch noch das Schreiben genommen«. Sie hat mir mit diesen Texten wiedergegeben, was ich auf meinem Weg fast verloren hätte.

Deshalb widme ich dieses Buch der Liebe meines Lebens: dem geschriebenen Wort selbst.

# Warum dieses Buch?

Heute auf dem Weg zu meiner Therapeutin sah ich auf der Straße ein sympathisches junges Mädchen, ungefähr in meinem Alter. Als ich an der Tür der Praxis ankam, merkte ich, dass wir dieselbe Adresse ansteuerten. Ich erwischte mich bei dem Gedanken: Warum sucht so ein junges, nett wirkendes Mädchen sich wohl psychologische Hilfe? Wieder einmal wurde mir klar, dass psychische Erkrankungen jeden betreffen können.

Vielleicht hast du zu diesem Buch gegriffen, weil dich das Thema »Magersucht« selbst betrifft. Oder du kennst jemanden in einer seelischen Notlage, für den du gern da sein willst. Egal warum du dir dieses Buch ausgesucht hast – ich möchte mich für dein Vertrauen bedanken, das du mir mit dem Lesen entgegenbringst. Ich weiß, dass es nicht ganz einfach ist, über solche Themen zu reden und nach Hilfe zu suchen. Denn nach wie vor leben wir in einer Gesellschaft, in der Gefühle meist topsecret sind. Und tatsächlich werde ich in diesem Buch viel mehr von mir preisgeben, als – sagen wir es mit den Worten meines Vaters – »mein zukünftiger Arbeitgeber über mich wissen sollte«.

Bevor ich 2013 die ersten Symptome einer »Anorexia nervosa« – der Fachbegriff für Magersucht – aufwies, wusste ich selbst nicht, wie viel Kummer in mir steckt. Meine eigene Unwissenheit und Angst von damals haben mir gezeigt, wie wichtig es ist, offen über die eigenen Gefühle zu reden. Zum ersten Mal sprach ich öffentlich über meine Krankheit im Frühjahr 2019 auf meinem YouTube-Kanal *Tonipure*. Bis zu diesem Zeitpunkt hatte ich dort vorwiegend Bücher rezensiert, doch meine persönliche Entwicklung bewegte mich irgendwann dazu, meinen Weg Stück für Stück mit meinen Zuschauerinnen und Zuschauern zu teilen. Denn ich wusste, dass es da draußen so viele Menschen gab, die in genau der gleichen Not steckten, die ich selbst erlebt hatte.

Mittlerweile bekomme ich auf meinen Social-Media-Kanälen jeden Tag private Nachrichten. Meine Follower stellen immer mehr Fragen über die Magersucht, meine Klinikaufenthalte und verschiedene Therapieansätze. Viele schreiben von großen Ängsten, zerstörerischen Selbstzweifeln und vollkommener Orientierungslosigkeit im Leben. In der Zwischenzeit bin ich mit einer riesigen Anzahl von Betroffenen in Kontakt, die mir immer wieder sagen, dass sie sich von mir verstanden fühlen. Und wenn ich eines in den letzten Jahren gelernt habe, dann, wie wichtig es ist, nicht allein zu sein. Deshalb schreibe ich dieses Buch für alle da draußen, die den Kampf noch nicht gewonnen haben. Und für mich selbst. Damit wir gemeinsam mit diesen Seiten wachsen können.

Eines vorweg: In meinen schwersten Magersuchtzeiten habe ich viele Autobiografien gelesen, in denen genaue Gewichts- oder Angaben zu Nahrungsmengen gemacht wurden. Als Resultat habe ich mich unheimlich viel mit diesen Zahlen verglichen, und der ursprüngliche Gedanke, nämlich, gesund zu werden, ging automatisch verloren. Auch heute noch bekomme ich starke Beklemmungen, wenn ich Dokumentationen oder Berichte sehe, in denen es nur ums Gewicht, um Probleme mit der Figur und die Angst vorm Essen geht. Weil ich solche Effekte auf meine Leserinnen und Leser vermeiden will, habe ich in diesem Buch auf konkrete Angaben verzichtet.

Denn weißt du was? Im Grunde genommen spielen das Gewicht und das Essverhalten bei der Magersucht gar keine so große Rolle. Genau darum geht es mir in diesem Buch: Ich will dir zeigen, dass die Magersucht nur die Konsequenz oder ein Symptom dessen ist, was sich unter der Oberfläche des Hungerns abspielt. Ich möchte in diesem Buch über Gefühle sprechen. Über Gefühle, die wir alle kennen – manche mehr und manche weniger.

Bevor es losgeht, möchte ich dich allerdings noch bitten, dir eine wichtige Frage zu stellen. Warum hast du zu diesem Buch gegriffen? Was versprichst du dir davon? Es ist wichtig, dass du ehrlich zu dir bist. Denn in den letzten Jahren habe ich vor allem eines gelernt: Kein Therapeut dieser Welt kann deine Seele heilen. Keine Klinik dieser Welt kann dich ohne deine Mithilfe von einer psychischen Krankheit befreien. Und kein Buch dieser Welt kann dein Leben retten, wenn du dich nicht selbst dazu entscheidest, aus deiner Komfortzone zu treten.

Auf den folgenden Seiten nehme ich meine Leserinnen und Leser gedanklich an die Hand. Ihren Weg kann ich nicht für sie gehen. Was ich dir aber versprechen kann, ist, dass ich dich immer dann, wenn du beim Gehen ins Stocken oder Stolpern gerätst, daran erinnern werde, wie schön es auf der anderen Seite des Lebens ist und warum es sich lohnt, weiterzugehen und nicht auf die Stimme der Angst zu hören, die dich zurückhält und daran hindert, dein volles Potenzial auszuschöpfen.

Noch ein ganz wichtiger Hinweis zum Schluss: Bei psychischen Krankheiten gibt es kein Rezept, das für alle gilt. Deshalb muss ich dich an dieser Stelle darauf hinweisen, dass alles, was ich in meinem Buch schreibe, meine eigenen Erfahrungen und

Meinungen sind. Ich bin weder Ärztin noch Psychologin. Die Tipps, die ich dir gebe, sind nicht wissenschaftlich belegt. Dennoch hoffe ich, dass sie dir in schweren Zeiten ein guter Begleiter sein können.

# Die falsche Freundin Magersucht

Meine Freunde sagen immer, ich sei in einer Bilderbuchfamilie groß geworden. Und auf gewisse Weise haben sie vielleicht sogar recht: Meine Eltern sind seit mehr als 25 Jahren glücklich verheiratet, und ich wurde sehr liebevoll erzogen. Auch um Finanzielles musste ich mir nie Gedanken machen. Meine Geschichte beginnt also nicht vor dem Hintergrund einer schwierigen Familiensituation, wie ich mir das früher vielleicht vorgestellt hätte, wenn die Rede auf psychische Krankheiten kam. Ganz im Gegenteil: Als die Magersucht sich in mein Leben schlich, besuchte ich gerade die neunte Klasse eines Düsseldorfer Gymnasiums.

Ich ging gern zur Schule, aber machte mir schon damals großen Druck, was andere über mich dachten. In meiner Klasse galten teure Statussymbole als selbstverständlich, und ich hatte oft den Eindruck, da nicht mithalten zu können. Mein Motto damals lautete: bloß nicht negativ auffallen! Für mich bedeutete das, dass ich jeden Nachmittag stundenlange Telefonate mit meiner besten Freundin führte, die sich darum drehten, welches Outfit ich am nächsten Schultag tragen würde. Ich bekam regelmäßig Heulkrämpfe, wollte am Wochenende nichts unternehmen und trieb langsam, aber sicher meine gesamte Familie in den Wahnsinn. Für Außenstehende musste mein Verhalten absolut oberflächlich wirken, schließlich drehte sich alles in meinem Leben nur um mein Aussehen.

Dabei hätte ich von außen betrachtet doch glücklich sein können: Ich war offen und engagiert, hatte viele Freunde und kam in meinem schulischen Umfeld gut zurecht. Aber obwohl ich Klassensprecherin war, zu vielen Geburtstagen eingeladen wurde und mich im Unterricht fleißig beteiligte, versteckte sich hinter meiner extrovertierten Art eine enorme Unsicherheit. Ich zweifelte ständig an mir und hatte Angst, etwas falsch zu machen. Und die einzige Möglichkeit, die es in meinen Augen gab, meine zahlreichen Fehler zu verstecken, lag darin, bloß nicht aufzufallen, sondern immer so zu sein wie alle anderen.

Bis ich 14 Jahre alt war, kam mir das noch nicht so besonders vor. Ich glaubte, eine durchschnittliche Neuntklässlerin mit ganz normalen Problemen zu sein: nervige Eltern, Stress mit den Freundinnen, das erste Herzflattern und natürlich langweilige Lateinvokabeln. Zu diesem Zeitpunkt war ich weder dick noch unzufrieden mit meiner Figur. Mein ganzes Leben lang hatte ich mir ums Essen keine Gedanken gemacht und stets den Worten meiner Mutter vertraut: »Wer so isst, wie er Hunger hat, der wird nicht dick.« Meinen Körper stellte ich zum ersten Mal infrage, als meine Freundinnen und ich uns über eine Schülerin im Jahrgang über uns unterhielten, die ungesund viel abgenommen hatte. Gewicht wurde damit plötzlich zu etwas, das nicht einfach nur da war, sondern das sich verändern konnte. Und diese Veränderung konnte man selbst steuern. Von diesem Zeitpunkt an betrachtete ich plötzlich auch mein eigenes Gewicht kritisch, schob diese Zweifel jedoch zuerst auf die Pubertät und sagte mir, ich sollte einfach weniger über all das nachdenken.

Erst ein paar Monate später legte sich von jetzt auf gleich ein Schalter um. Das Letzte, woran ich mich erinnere, ist, dass ich im Herbst zu einer Übernachtungsparty eingeladen war und abends mit meinen Freundinnen Unmengen an Flips futterte. Ohne schlechtes Gewissen. Am nächsten Morgen brachte die Mutter der Gastgeberin uns Kakao an den Frühstückstisch, und ich bewunderte die hübsche Emma, die sich traute, stattdessen nach einer Tasse Tee zu fragen. Die hätte ich eigentlich auch viel lieber getrunken. Aber Tee? Ich glaubte, damit irgendwie uncool zu wirken. Anders. Aus dem Rahmen zu fallen. Andererseits empfand ich für die Leute, die den Mut hatten, anders zu sein, auch unfassbar viel Bewunderung ...

Bald darauf wurden in meiner Klasse die Themen Abnehmen und Diät immer präsenter. Gar nicht untypisch für unser Alter. Da fielen Kommentare wie: »Schau mal deren Hose an. An ihrer Stelle würde ich so was nicht tragen.« Für Menschen mit einem gesunden Selbstbewusstsein sind solche Bemerkungen sicher leicht wegzustecken. Doch bei mir führten sie dazu, dass ich auf einmal meine Ernährung infrage stellte, obwohl ich mich davor nie zu dick gefühlt hatte.

Als ich mich mit meinen Freundinnen in der Schule immer häufiger stritt, der Junge, in den ich mich verliebt hatte, nichts von mir wissen wollte und ich auch sonst eine konkrete Perspektive in meinem Leben vermisste, fühlte es sich so an, als hätte ich nichts mehr zu verlieren.

»Wir könnten ein Experiment machen«, schlug ich einer Freundin vor. »Lass uns 48 Stunden lang nichts essen.«

Meine Intention dahinter war nicht mal das Abnehmen. Ich suchte vielmehr nach dem Kick, nach etwas, womit ich zeigen konnte, wie stark ich war. Für mich war das eher wie eine Challenge.

»Okay. Aber wir erzählen keinem davon!«, stimmte meine Freundin zu.

Ich nickte. »Natürlich nicht. Die würden uns für verrückt halten.«

Von da an wurde mein Verhalten immer extremer. Ein paar Tage später bekam ich mit, dass meine besten Freundinnen sich am Nachmittag ohne mich verabredet hatten. Das traf mich hart. Ich fühlte mich einsam und wertlos, und es kam mir so vor, als würde mein ganzes Leben an mir vorbeiziehen. Während ich mich im Badezimmer im Spiegel betrachtete, überkam mich auf einmal Panik. Es war, als würde ich so vieles in meinem Leben verlieren. Ich hatte keine Kontrolle mehr. In meinem Kopf spulte ich den vergangenen Tag und die letzten Wochen im Schnelldurchlauf ab. Da waren so viele Momente, in denen ich mich traurig und wertlos gefühlt hatte. Ohne weiter darüber nachzudenken, schlug ich den Klodeckel gegen die Wand. Verzweifelt beugte ich meinen Oberkörper über die Schüssel und steckte mir das allererste Mal in meinem Leben den Finger in den Hals. Ich würgte. Sofort schossen mir Tränen in die Augen, und Magensäure lief mir über die Lippen. Während ich über der Toilettenschüssel hing und versuchte, den ganzen Scheiß aus mir rauszukotzen, verlor ich völlig das Zeitgefühl. Als nichts mehr kam, sank ich zu Boden und heulte. Ich schämte mich so unfassbar für das, was ich gerade getan hatte.

Im Nachhinein war das für mich der entscheidende Moment in meiner Geschichte mit der Magersucht. Es kam mir so vor, als könnte ich durch das selbst herbeigeführte Erbrechen meine ganzen Gedanken aus mir herauskotzen. Während eines späteren Klinikaufenthaltes sagte ich mal zu einer Therapeutin, die innere Leere mache es mir leichter, die Intensität meiner Emotionen auszuhalten. »Ich habe das Gefühl, dieser Druck bringt mich sonst zum Platzen.« Alles war einfach zu viel, und ich wollte es loswerden. Deshalb war ich auch der festen Überzeugung, ich könnte mein Leben unter Kontrolle bringen, indem ich an Gewicht abnahm.

Also reduzierte ich meine Mahlzeiten. Mein Schulbrot ließ ich auf dem Pausenhof im Mülleimer verschwinden, beim Mittagessen häufte ich mir den Teller hauptsächlich mit Gemüse voll, und erfand ich immer mehr Ausreden. Am Ende des Monats konnte ich die Kalorientabellen zu sämtlichen Lebensmitteln, die ich im Internet gefunden hatte, auswendig. Ich aß morgens ein Brot und abends eines. Mittags vertilgte ich anfangs noch etwas von dem, was meine Mutter kochte. Es sollte ja nicht auffallen. Bloß zu viel durfte es nicht sein. Jedes Mal, wenn ich meine Gabel in eine Kartoffel steckte, musste ich an die Kohlenhydrate denken, die mich ganz bestimmt dick machen würden. Im Kopf rechnete ich durch, wie viel Fett in einem Ei war. Das Eigelb machte mir besonders Angst. Deshalb schnitt ich es meistens aus dem Ei heraus und aß das Eiweiß pur. Zu trinken gab es nur noch Cola Zero.

Schockierend schnell und ohne dass ich es wirklich merkte, ergriff die Krankheit Besitz von mir. In mein Tagebuch schrieb ich: »Ich will zwei Kilo abnehmen, um ein bisschen femininer und schützenswerter zu wirken. Aber keine Sorge, liebes Tagebuch, magersüchtig werde ich eh nicht!«

Meine Freundinnen wurden ziemlich schnell auf meine Veränderung aufmerksam. »Hast du kein Schulbrot dabei?« oder »Ist das das Einzige, was du isst?« waren die ersten Fragen, die ich zu hören bekam. Später dann hieß es: »Wir machen uns Sorgen. Du hast dich total verändert. Es macht uns Angst.« Doch all diese Kommentare prallten an mir ab.

Ein Teil von mir wusste, dass ich mich in Gefahr begab. Aber der viel größere Teil von mir fand die Idee, weiterzumachen, spitzenmäßig. Im Nachhinein kann ich sagen: Ich wollte magersüchtig werden. Ich fand die Krankheit faszinierend. Faszinierend gefährlich, aber auch berauschend.

Immerhin war Magersucht ja auch die Krankheit der Models. Und irgendwie hatte ich das Gefühl, dadurch plötzlich zu einer Art Elite zu gehören. Von diesem Gefühl wollte ich mehr. Schließlich konnte ich zu diesem Zeitpunkt noch nicht ahnen, was die Krankheit mit mir machen würde.

## MAGERSUCHT – WAS IST DAS EIGENTLICH?

Der Fachbegriff für Magersucht, *Anorexia nervosa,* heißt wörtlich übersetzt »psychisch bedingte Appetitlosigkeit«. Jeder, der an der Krankheit leidet, kann über diese Beschreibung wahrscheinlich nur schmunzeln, denn mit Appetitlosigkeit hat die Magersucht so ziemlich nichts zu tun. Bei der Krankheit geht es vielmehr darum, dass Betroffene all ihre mentalen Kräfte, ihren Ehrgeiz und ihre Disziplin dafür aufwenden, sich über das Grundbedürfnis »Essen« zu stellen. Das Resultat hiervon sind eine selbst herbeigeführte Gewichtsreduktion, eine verzerrte Körperwahrnehmung und zahlreiche körperliche Störungen.

**Körperliche Symptome von Magersucht**

- Hormonstörungen (Ausbleiben der Periode und Libidoverlust)
- Unfruchtbarkeit
- Frieren
- Vermehrte Körperbehaarung an Rücken und Armen
- Haarausfall
- Kalte Hände
- Sinkende Knochendichte (höheres Osteoporoserisiko)
- Schwindel und Müdigkeit
- Depression

Wichtig: Nicht bei allen Betroffenen treten alle Symptome auf. Ich habe zum Beispiel nie unter Haarausfall gelitten und hatte keine vermehrte Körperbehaarung. Das sagt nichts darüber aus, dass du nicht krank genug bist. Jeder Körper ist anders – jeder Körper sendet andere Signale.

Um bei den harten Fakten zu bleiben, kommt hier erst mal eine schlechte Nachricht: Momentan liegt die Sterblichkeitsrate bei Magersucht bei bis zu acht Prozent. Zwanzig Prozent der Magersüchtigen sind chronisch krank. Trotz dieser enormen Gefahr erkranken in europäischen Ländern jedes Jahr durchschnittlich etwa 4,5 von 100.000 Menschen an der Magersucht.[1] 2017 wurden in deutschen Krankenhäusern 7.821 Fälle diagnostiziert, die Dunkelziffer liegt wahrscheinlich aber viel höher.[2] 2015 soll es in Deutschland insgesamt 440.000 an Essstörungen erkrankte Menschen gegeben haben.[3]

Mediziner und Psychologen sagen, dass die Entstehung der Krankheit auf ein Zusammenspiel von biologischen, sozialen und psychischen Faktoren zurückzuführen ist. Was es mit diesen Risikofaktoren genau auf sich hat, bespreche ich später noch im Detail.

Mein früherer Therapeut meinte mal zu mir, dass psychische Krankheiten schleichend entstehen. Sie schlummern manchmal schon Ewigkeiten im Inneren eines Menschen, bevor sie wirklich ausbrechen. Die Frage »Wie lange bist du schon krank?« lässt sich bei psychischen Erkrankungen also genau genommen gar nicht beantworten, denn niemand ist von einem auf den anderen Augenblick infiziert.

Als Kind kannte ich die Magersucht nur aus Geschichten oder eben aus den Medien: die Krankheit der Models und Ballerinen. Oft wird gesagt, dass Fernsehsendungen wie *Germany's next Topmodel* dazu beitragen, dass Jugendliche immer häufiger an Essstörungen erkranken. Auch für mich waren diese gesellschaftlichen Ursachen für Essstörungen damals am leichtesten zu verstehen, denn zu Beginn meiner Magersucht war ich fest davon überzeugt, es ginge mir darum, den perfekten Körper zu bekommen. Und ja, natürlich spielen falsche Schönheitsideale irgendwie bei dieser Krankheit mit. Doch nicht jeder, der unter einer Essstörung leidet, hat vorher Modelshows geschaut oder hungert einem falschen Vorbild nach.

**Auslöser ≠ Ursache**

Bei psychischen Krankheiten ist es besonders wichtig, zwischen Auslöser und Ursache zu unterscheiden. Viele Betroffene berichten, dass eine Diät für sie der Beginn ihrer Essstörung war. Am Anfang wollten sie nur überschüssiges Gewicht verlieren und können dann plötzlich nicht mehr aufhören. Diäten sind damit ein Risikofaktor, der Essstörungen begünstigen kann. Dennoch sind sie nie die Ursache dieser Erkrankung. Ein völlig gesunder und stabiler Mensch würde durch eine Diät nämlich niemals in eine Essstörung rutschen.

Psychische Krankheiten funktionieren nach dem Angebot-und-Nachfrage-Prinzip. Man kann sich das so vorstellen: Die Nachfrage unserer Psyche nach Bewältigungsmechanismen ist genau dann besonders hoch, wenn wir insgesamt nicht gefestigt sind und es uns an etwas fehlt. Beschäftigen wir uns in so einer Zeit intensiv mit dem Abnehmen, führt eins zum anderen – der Fokus ist gesetzt, und wir entwickeln eine Essstörung. Folglich ist es auch verständlich, dass Frauen häufiger Essstörungen entwickeln und Männer ihre Gefühle mit Drogen oder Alkohol betäuben. Unsere Psyche nimmt eben das, was ihr gerade angeboten wird.

Psychische Krankheiten sind also Alarmzeichen, die auf ein Ungleichgewicht in unserem Inneren hinweisen. So wie körperliche Schmerzen hervorragende Sensoren für Gefahr sind, lässt auch unsere Psyche uns wissen, wenn etwas nicht in Ordnung ist. Wer auf eine heiße Herdplatte fasst, zieht die Hand zurück, wer sich den Knöchel verstaucht, schont sich in der nachfolgenden Zeit, um den Fuß nicht weiter zu belasten. Ähnlich müssen auch psychische Symptome verstanden werden. Natürlich äußert sich eine Angststörung anders als eine Essstörung, eine Zwangserkrankung weist andere Merkmale auf als eine Depression, und Schizophrenie sollte nicht mit einer dissozialen Persönlichkeitsstörung verwechselt werden. Im Grunde steckt hinter jedem Symptom aber unsere schmerzende Seele, die darum bittet, dass wir etwas in unserem Leben verändern.

Das Gefährliche ist, dass vielen Menschen nicht einmal bewusst ist, dass ihre Psyche ihnen etwas mitteilen will. Irgendwas fühlt sich zwar falsch an, aber eigentlich hat man ja keinen Grund, sich zu beschweren. In unserer Gesellschaft ist es leider normal, dass über Gefühle wenig gesprochen wird und Probleme stattdessen mit Drogen, Alkohol oder Essen kompensiert werden. Frauen greifen laut den gängigen Klischees zur Frustschokolade, während Männer ihren Kummer in Bier ertränken. Diese Verhaltensweisen verschaffen kurzfristig vielleicht Erleichterung, aber bei schwerwiegenden Problemen lässt unsere Psyche nicht mit sich verhandeln.

## IST MAGERSUCHT WIRKLICH EINE SUCHT?

Mir wird häufig die Frage gestellt, inwieweit man bei Magersucht wirklich von einer Sucht sprechen kann. Weil ich das Thema sehr wichtig und spannend finde, habe ich darüber mit meinem Psychiater Dr. med. Gosciniak gesprochen.

**Kann man bei Magersucht wirklich von einer Sucht sprechen?**

*Definitiv. Betroffene erleben, ähnlich wie bei einer Drogenabhängigkeit, ein Gefühl von »Ich muss das machen. Ich kann nicht anders.« Im Gegensatz zur Alkohol- oder Drogenabhängigkeit ist die Magersucht allerdings nicht an eine Substanz gebunden. Bei einer Drogensucht merken Abhängige nach einem Hoch, dass ihnen das eigene Verhalten schadet. Magersüchtige sind dauerhaft so in ihrer eigenen Wirklichkeit gefangen, dass ihnen die Krankheit als richtig und einzig wahre Realität vorkommt.*

**Wie funktioniert so eine Sucht?**

*Bei der Funktion beziehungsweise Ursache ist es wichtig, zwischen den psychischen und physischen Faktoren zu unterscheiden. Biologisch ist eine Sucht durch die freigesetzten Belohnungsboten erklärbar. Wenn wir Menschen bestimmte Rituale durchführen und damit Erfolg haben, erleben wir einen Dopaminschub. Das heißt: Wir fühlen uns gut und motiviert, genauso weiterzumachen. Evolutionär gesehen ist das auch wichtig. So wissen wir, was sich zuvor als richtig erwiesen hat und wir können an sinnvollem Verhalten festhalten – so war es beispielsweise auch in früheren Zeiten bei der Jagd und so ist es auch bei der Magersucht. Das kurzfristige Glücksgefühl bei der Gewichtsabnahme bestärkt Betroffene, nicht loszulassen. Doch auch der psychologische Aspekt ist wichtig zu beachten. Anorexiepatienten fühlen sich in ihrem Leben häufig unverstanden. Die Krankheit erscheint ihnen als Gewinn in der eigenen Identität. Betroffene fühlen sich in ihrem Verhalten willensstark und es kommt zu einer Selbstaufwertung. Die Angst, ohne die Krankheit »ein Niemand« zu sein, kann so weit überhandnehmen, dass Betroffene fürchten, ohne sie den Halt im Leben zu verlieren.*

**Wie überwindet man die Sucht?**

*Auch hier muss man beide Faktoren beachten. Um die Konditionierung im Gehirn zu stoppen, ist es wichtig, einen Entzug zu machen. Bei einer Magersucht ist das noch einmal schwieriger als bei einer Drogensucht, denn man kann nun einmal nicht auf das Essen verzichten. Hier gilt: Maß finden! In vielen Kliniken wird so gearbeitet, dass Betroffene ihr destruktives Verhalten ablegen müssen. Die Gewichtsabnahme wird gestoppt, das Essverhalten stabilisiert und typische Rituale unterbrochen.*

*Aber das allein genügt nicht. Auch nach einer Gewichtszunahme und Unterbrechung der Hungerphase fällt es Betroffenen im Normalfall schwer, von der Sucht loszulassen. Sie fürchten, ihre Identität zu verlieren.*

*Deshalb ist es wichtig, parallel die Gründe aufzuarbeiten, die zu der Erkrankung geführt haben.*

**Kann man überhaupt vollständig gesund werden?**

*Zu dieser Frage gibt es viele Meinungen. Ich denke, dass ehemalige Betroffene irgendwann eine neue Sicht auf ihr Krankheitsverhalten bekommen. Wer einmal wirklich aus dieser Gedankenspirale ausgestiegen ist, kann die Vergangenheit reflektieren und quasi von außen sehen, welches Verhalten geschadet hat. Wichtig ist es aber, in der Therapie einen neuen Umgang mit unangenehmen Gefühlen zu erlernen und die Ursachen der Erkrankung zu behandeln. Eine Person, die einmal essgestört war, behält allerdings ein Suchtgedächtnis. Das bedeutet, dass Betroffene beim Wiederholen damaliger Rituale mit alten Gefühlen konfrontiert werden. Wichtig ist dann aber, die Vergangenheit mit der Gegenwart abzugleichen und sich bewusst zu machen, dass diese Gefühle und Gedanken nicht dem JETZT entsprechen, sondern mehr mit einer Erinnerung vergleichbar sind. Um das Suchtgedächtnis zu schwächen, ist es hilfreich, neue Erfahrungen zu machen.*

**MEIN TIPP**

Betrachte dein Problem oder deine Krankheit als etwas von dir Getrenntes. Er oder sie ist ein lästiger Untermieter, der derzeit bei dir wohnt, weil du auf seine Mietzahlungen angewiesen bist. Du bist und bleibst aber der Boss über deine Bude, okay?

Mir hilft es außerdem, die Magersucht zu personifizieren. Wenn ich merke, dass meine Krankheit mit mir spricht und mir Befehle erteilt, denke ich an eine Sirene. Das ist ein Fabelwesen aus der griechischen Mythologie, das mit seinem schönen Gesang Schiffe auf dem Meer anlockt. Die Seemänner verfallen den Sirenen und werden von ihnen getötet. Nur die wenigsten überleben, weil die Musik der Sirenen so verlockend schön ist. Genau so ging es mir am Anfang auch mit der Essstörung. Sie hat versprochen, mir zu helfen und für mich da zu sein. Aber dann hätte sie mich fast getötet. Deswegen lautet mein Appell an dich: Sei stärker als dieser vermeintlich wunderschöne Gesang. Behalte die Kontrolle am Steuer!

# Vom Mut, sich anzuvertrauen

Meinem Biologielehrer fiel mein niedriges Gewicht damals als Erstem auf. Er nahm mich nach einer Stunde zur Seite und fragte, ob bei mir alles gut sei. »Ja«, erwiderte ich perplex.

Genau wie viele andere Essgestörte habe ich anderen lange vormachen wollen, dass alles in Ordnung sei. Die Angst vor dem, was kommen würde, war viel zu groß. Tief in mir drin wusste ich allerdings, dass ich so nicht weitermachen konnte. Meine Gedanken drehten sich permanent nur noch ums Thema Essen. Ich guckte stundenlang *food diaries* auf YouTube, durchstöberte Kochseiten im Internet, schrieb Kalorientabellen ab und versuchte, meinen Körper möglichst lange und effektiv in Bewegung zu halten. Allein die Vorstellung, mit anderen Leuten essen gehen zu müssen, bereitete mir Panik, und die Lügen, die ich meinen Freunden und meiner Familie auftischte, nahmen weiter zu.

»Nein, ich mag das nicht.«

»Ich habe zu Hause schon genug gegessen.«

»Ich habe verschlafen, ich frühstücke in der Schule.«

Es ging so weit, dass ich Streitereien provozierte, nur um eine Ausrede zu haben, um nicht am gemeinsamen Familienfrühstück teilnehmen zu müssen: »Ihr könnt mich mal! Ich esse allein in meinem Zimmer.«

Mein Leben kam mir nicht mehr lebenswert vor. Es war anstrengend und kompliziert. Ich fühlte mich wie der einzige Mensch auf diesem Planeten, der meine Sprache sprechen konnte. Im Internet durchsuchte ich Foren und bat um

Tipps, um »mich nach dem Essen nicht mehr so schuldig zu fühlen«, aber die einzige Antwort, die ich regelmäßig bekam, war: »Such dir professionelle Hilfe!« Damals fand ich diese Reaktion ziemlich enttäuschend, denn ich wusste, dass eine Therapie bedeuten würde, dass ich jemandem von meinen Problemen erzählen musste.

Ein paar Monate nach der Übernachtungsparty, nach der alles seinen Lauf genommen hatte, wagte ich den ersten Versuch, mir Hilfe zu holen. In einem ruhigen Moment vertraute ich meiner Mutter meine Angst darüber an, in eine Essstörung zu rutschen. Gemeinsam gingen wir zu einer Kinder- und Jugendärztin. Dort wurde beschlossen, dass ich regelmäßig dorthin zurückkommen sollte, damit die Ärztin mein Gewicht überprüfen konnte. Das löste in mir jedoch nur das Verlangen aus, noch weiter abzunehmen. Ich merkte damals, wie viel Angst mir das Wiegen bereitete, und behauptete bald darauf, keinerlei Probleme mehr zu haben. So hielt die Ärztin mein Verhalten nur für eine Phase. Und auch ich selbst wurde wieder mal darin bestätigt, dass ich mich selbst nicht so ernst nehmen sollte.

Doch in den folgenden Monaten wurde meine Mutter immer mehr auf meinen geschwächten Zustand aufmerksam. Im Frühjahr stand sie eines Abends an meinem Bett und griff nach meiner Hand. Ein Dreivierteljahr hatte ich zu diesem Zeitpunkt schon gegen meine inneren Dämonen gekämpft.

»Wenn du mit mir sprichst, kann ich dir helfen, Toni«, sagte sie.

Als sie mich so ansah, brach es aus mir heraus: »Versprochen?« Zu diesem Zeitpunkt hatte ich die Hoffnung, dass man mir umgehend helfen könnte, wenn ich nur endlich ehrlich war. »Ich schäme mich so, Mama«, sagte ich und versteckte mein Gesicht in meinem Kissen. »Du musst es Papa sagen. Es ist mir so unangenehm. Aber ich muss eine Therapie machen. Ich packe das alleine nicht.«

Noch heute sehe ich uns gemeinsam auf meiner Bettkante sitzen. Mit meinen immer kalten Fingern suchte ich die warme Hand meiner Mutter. Dann erzählte ich ihr alles. Die ganzen Lügen, die ich ihr aufgetischt hatte, das Erbrechen, meine Lehrer, die sich bereits Sorgen machten. Und Mama? Sie weinte leise.

»Wir schaffen das, hörst du?«, sagte sie und drückte meine Hand.

An diesem Abend blieben wir bis spät in die Nacht auf, und am nächsten Tag musste ich nicht in die Schule. Stattdessen suchte ich im Internet die Telefonnummern von Kinder- und Jugendtherapeuten heraus und legte meiner Mutter einen Zettel auf den Küchentisch mit der Bitte, mir möglichst schnell einen Termin zu vereinbaren. Sprechen wollte ich über das Ganze so wenig wie möglich, weil ich mich wie die Schande der Familie fühlte.

**Mama sagt:**
»Natürlich war das Gespräch für mich aufwühlend. Ich hatte Angst um mein Kind. Doch gleichzeitig war ich überzeugt, dass wir einen Weg finden würden. Vielleicht habe ich im ersten Augenblick auch nicht das ganze Ausmaß der Krankheit verstanden. Der wirkliche Schock kam erst im Laufe der Zeit, als ich sah, wie meine Tochter sich mit der Magersucht veränderte.«

## WEM VERTRAUE ICH MICH AN?

Über Gefühle zu sprechen, ist auch im 21. Jahrhundert nicht einfach. Das weiß ich aus eigener Erfahrung. Doch der erste Schritt lohnt sich! Wenn du aus einer Familie kommst, in der psychische Probleme mit Vorurteilen belegt sind oder belächelt werden, ist es wichtig, dass du dich selbst trotzdem ernst nimmst. Nur du kannst deine eigenen Gefühle einschätzen. Je nachdem, in welcher Ausgangslage du dich befindest, gibt es verschiedene Wege, Hilfe in Anspruch zu nehmen.

Wenn du noch zu Hause wohnst und ein gutes Verhältnis zu deinen Eltern oder deinen Geschwistern hast, rate ich dir, einen ruhigen Moment abzupassen und deine Sorgen direkt zu erklären. »Ich habe Angst, dass du mich nicht ernst nimmst«, ist ein guter Satz zum Anfang. So weiß die andere Person, dass es um etwas Wichtiges geht. Du kannst auch in der Schule mit einem Vertrauenslehrer sprechen, dich online an eine Beratungsstelle wenden oder das Gespräch mit einem Arzt suchen.

Was ich aber vornweg unbedingt sagen möchte: Gib auf keinen Fall auf, wenn der erste Anlauf ein Reinfall ist. Viele Allgemeinmediziner zum Beispiel geraten oft an ihre Grenze, wenn es um die Psyche geht. Wenn du dich an deinen Hausarzt wendest, kannst du also eventuell Pech haben. Das muss aber absolut nichts heißen.

Erst letztens hatte ich eine Blasenentzündung und erklärte dem Urologen, dass ich Antidepressiva nehme. Er sah mich verdutzt an: »Warum denn das? Sie sehen für mich nicht depressiv aus.« Die beste Antwort darauf wäre vermutlich gewesen: »Warum sagen Sie denn so was? Sie sehen gar nicht so dumm aus.« Aber erstens war ich viel zu überrascht, um etwas erwidern zu können, und zweitens habe ich aufgehört, solche Kommentare persönlich zu nehmen. Das Problem liegt, wie mir immer wieder schmerzhaft bewusst wurde, nämlich nicht bei den einzelnen Menschen, sondern in unserer Gesellschaft. »Es existiert nur, was ich sehen und greifen kann.« Die meisten Menschen setzen Depressionen einfach mit traurig sein gleich, Borderliner sind die, die sich die Arme aufschlitzen, und Essstörungen kann man am besten in Kilogramm messen.

Schockierend finde ich im Übrigen, dass es in der Medizin sogar den sogenannten Body-Mass-Index gibt, der bestimmt, ab welchem Gewicht eine Person als magersüchtig eingestuft wird. Für mich ist das so, als würde man Depressionen an der Litermenge der geweinten Tränen messen. Absoluter Schrott, denn: Jeder Körper ist anders! Jeder Mensch hat andere Symptome, ein anderes Ausgangsgewicht und eine andere Geschichte. Essstörungen sind auf keinen Fall gleichzusetzen mit starkem Untergewicht. Und genauso wenig wie alle untergewichtigen Menschen magersüchtig sind, sind alle von Magersucht Betroffenen untergewichtig. Okay?

### MEIN TIPP

Gib nicht auf, sondern setz dich für dich ein! »Nein, das ist keine Phase. Nein, ich stelle mich nicht nur an!« Ab deinem 15. Lebensjahr kannst du übrigens sogar Psychotherapie in Anspruch nehmen, ohne dass deine Eltern davon wissen. Die gesetzliche Krankenkasse bezahlt diese Therapie, sodass für deine Eltern keinerlei Gebühren anfallen. Fällt es dir also schwer, mit deiner Familie über deine Probleme zu reden, oder nehmen sie dich nicht ernst, ist das kein Hinderungsgrund, dir Hilfe zu suchen. Kämpfe für dich und deine Gesundheit!

**Erste Anlaufstationen in Deutschland**

*Nummer gegen Kummer (Sorgentelefon für Kinder und Jugendliche)*
116111
www.nummergegenkummer.de

*Bundeszentrale für gesundheitliche Aufklärung – Essstörungen*
+49 221 892031
www.bzga-essstoerungen.de

PS: Ich habe mal beim Sorgentelefon angerufen, und es hat mir wirklich geholfen. Offen mit jemand Fremdem zu reden, kann echter Balsam für die Seele sein. Die Person am Ende der Leitung ist auf dich vorbereitet, und ein Gespräch ergibt sich von ganz allein. Du kannst das Angebot jederzeit beanspruchen, auch wenn dein Problem sich für dich vielleicht »nicht schlimm genug« anfühlt. Sobald du das Bedürfnis hast, mit jemandem zu reden, ist die Berechtigung gegeben.

## ANGST VORM PSYCHODOKTOR

Als meine Mutter mich zu meiner ersten Therapeutin brachte, hatte ich riesige Angst, nicht ernst genommen zu werden. Was, wenn mein Untergewicht nicht dramatisch genug war, um als klassisch magersüchtig zu gelten? Ich fragte mich, ob ich nicht anderen Patienten den Platz wegnahm, indem ich mich behandeln ließ.

**Bin ich krank genug?**

Man hört oft, viele Essgestörte hätten keine Krankheitseinsicht. Ich glaube, dass die meisten Betroffenen schon wissen, dass sie ein Problem haben, aber sie nehmen sich selbst nicht ernst oder gönnen sich die Hilfe nicht. Ich kann mich an Tage erinnern, an denen ich mir vor der Therapie dunklen Lidschatten unter die Augen schmierte, um kränker auszusehen. Ich dachte, nur wenn ich krank genug wäre, hätte ich einen Anspruch auf Hilfe. Heute verstehe ich: Allein der Wunsch, krank zu sein, ist die Krankheit selbst! Ein gesunder Mensch wünscht sich nicht, krank zu sein. Und niemand sollte sich abhungern, um Unterstützung zu bekommen.

Ich habe erst Jahre später akzeptiert, dass dieser Gedanke eines der gefährlichsten Merkmale vieler psychischer Erkrankungen ist. Jahrelang hatte ich das Gefühl, trotz Magersucht gesund zu sein und deshalb keine Hilfe zu verdienen. Selbst auf meinem niedrigsten Gewichtsstand war ich immer noch davon überzeugt, noch mehr abnehmen zu müssen. Heute weiß ich: Der Zeitpunkt, an dem man sich krank genug fühlt, wird niemals eintreffen. Das Gefühl hat nämlich nichts mit dem tatsächlichen Gewicht zu tun, sondern mit der Einstellung, die man zu sich selbst hat. Menschen mit seelischen Problemen fühlen sich oft wertlos oder fehl am Platz. Sie räumen sich nicht die Berechtigung ein, Hilfe anzunehmen. Ich zum Beispiel wollte mich jahrelang beweisen. Ich wollte zeigen, dass ich keine Heuchlerin war oder nur nach Aufmerksamkeit suchte, indem ich mir eine Selbstdiagnose aufdrückte. Deswegen war ich in meinen Augen nie krank genug.

»Hallo, Antonia«, begrüßte mich die Therapeutin bei unserem Erstgespräch. »Jetzt lerne ich dich also endlich kennen. Deine Mutter hat gesagt, dass wir uns mal unterhalten sollten. Magst du mir etwas über dich erzählen?«

Ich war ziemlich unschlüssig, wo ich anfangen sollte. Es war mir so unangenehm, eine Selbstdiagnose zu stellen. Also schob ich es einfach auf meine Mutter: »Meine Mutter sagt, ich esse zu wenig.«

Die Therapeutin nickte. »Und du? Findest du das auch?«

Ich wusste absolut nicht, was ich sagen sollte. »Ich ... ich weiß nicht«, stotterte ich nur. »Wahrscheinlich schon. Ich habe so ein schlechtes Gewissen.« Nach und nach erzählte ich ihr, was in den letzten Monaten passiert war. Ich versuchte, möglichst nichts auszulassen.

»Du Arme«, warf sie immer wieder ein.

In den nächsten Stunden ließ mich meine neue Therapeutin mehrfach meinen eigenen BMI ausrechnen und gab mir außerdem einen Zettel mit, auf dem die möglichen Folgen der Magersucht aufgelistet waren. Sie sollten mich vermutlich abschrecken. Taten sie aber nicht. Ganz im Gegenteil: Meine kranke Magersuchtstimme sagte mir, dass ich endlich von anderen wahrgenommen wurde.

In der folgenden Zeit ging zu Hause alles mehr und mehr den Bach runter, weil wir in der Therapie keinen roten Faden fanden. Die Gespräche zwischen meiner Therapeutin und mir blieben oberflächlich. Jede Stunde ging es nur um mein weiter sinkendes Gewicht, die sogenannte Körperschemastörung und verbotene Lebensmittel. Aber selbst diese Erfahrung mit einer inkompetenten Therapeutin war im Nachhinein wichtig für mich. Ohne ein paar Wochen lang ausschließlich über mein Essverhalten zu sprechen, hätte ich vielleicht niemals erkannt, worum es bei meiner Krankheit eben *nicht* geht.

### MEIN TIPP

Wenn du merkst, dass die Chemie zwischen dir und deinem Therapeuten oder deiner Therapeutin nicht stimmt, solltest du einen Wechsel in Betracht ziehen. Allerdings ist es hier wichtig, sich ehrlich selbst zu fragen: Warum möchtest du den Therapeuten wechseln? Meine erste Therapeutin war auf keinen Fall unsympathisch, aber sie machte es mir zu bequem. Psychotherapie sollte ein sicherer Raum sein, aber kein Wünsch-dir-was-Programm. Man muss dabei über Dinge sprechen, die außerhalb der eigenen Komfortzone liegen. Gute Therapeuten reden dir nicht immer nach dem Mund, sie bedauern dich nicht, sondern helfen dir dabei zu wachsen. Deswegen frage dich: Magst du deinen Therapeuten nicht, weil er dir nicht weiterhilft oder weil er dich herausfordert?

Bei mir dauerte es ziemlich lange, bis ich das Konzept einer Psychotherapie überhaupt verstand. Ich fühlte mich in den Gesprächen oft orientierungslos und wusste nicht so recht, worauf das Ganze hinauslaufen sollte. Schließlich waren meine Gefühle nicht so einfach zu erklären, und es gab auch keine Checkliste, auf der ich meine Probleme abhaken konnte. Ich will deshalb ein paar grundlegende Dinge erklären: Am Anfang will dich ein Therapeut nur kennenlernen. Er möchte wissen, was du für ein Mensch bist, welche Beziehung du zu deiner Familie hast und welche Gedanken und Gefühle in dir herrschen. Es gibt hier kein Richtig oder Falsch. Es gibt nur dich.

Die menschliche Psyche ist nun einmal ziemlich komplex und vor allem individuell. Du musst daher niemals befürchten, etwas falsch zu machen. Lass dich bloß nicht von irgendwelchen Horrorstorys abschrecken, die behaupten, dass du dich in der Therapie auf irgendeine Liege legen musst, jedes Wort, das du von dir gibst, umgedreht wird und du ab sofort den Stempel »Verrückt« auf der Stirn trägst. Keine Therapie dieser Welt kann einen anderen Menschen aus dir machen. Und bisher konnte keiner meiner Therapeuten erfolgreich meine Gedanken lesen. Von daher: keine Angst! Du hast die Kontrolle über die Therapie und bestimmst die Themen, über die gesprochen wird, immer mit.

**Welche Therapieformen gibt es?**

*Analytische Therapie:* Hier liegt der Patient tatsächlich auf einer Liege und erzählt alles, was ihm gerade einfällt. Auf diese Weise kann der Therapeut typische Denk- und Beziehungsmuster erkennen.

*Tiefenpsychologisch fundierte Psychotherapie:* Unterbewusste und verdrängte Konflikte werden durch Gespräche aufgearbeitet.

*Verhaltenstherapie:* Verhaltensmuster werden im Hier und Jetzt verändert, und für Probleme werden neue Umgangsmöglichkeiten gesucht.

Neben diesen drei Hauptformen gibt es noch andere Therapieansätze, zum Beispiel Gestaltungs-, Musik- und Tanztherapie sowie andere Praktiken, mit denen sich gute Ziele erreichen lassen. Allerdings werden diese Therapieformen häufig von den gesetzlichen Krankenkassen abgelehnt, und auch private Versicherungen übernehmen oft nicht die Kosten. Es lohnt sich aber definitiv nachzufragen.

Ich weiß, dass es vor allem für gesetzlich Versicherte verdammt schwierig sein kann, einen Therapieplatz zu finden, aber ich möchte dich nochmals ermutigen, auf keinen Fall sofort die Schultern hängen zu lassen. In Deutschland ist es für Therapeuten sehr schwierig, eine Kassenzulassung zu bekommen, was bedeutet, dass viele von ihnen keine Rechnungen für gesetzlich Versicherte schreiben können. Das ist unfair, und das System gehört dringend überarbeitet, aber es ist niemals persönlich gemeint. Ich kenne Mitleidende, die sich durch die vielen Absagen verunsichern ließen und glaubten, keine Hilfe zu verdienen. Das stimmt nicht! Sei hartnäckig und beschreibe immer wieder den Ernst deiner Situation, damit dir hoffentlich bald geholfen wird.

**MEIN TIPP**

Du musst nicht von Anfang an Begriffe für deine Gefühle finden. Heute betrete ich das Sprechzimmer meiner Therapeutin, und die Worte fließen nur so aus meinem Mund. Aber das war längst nicht immer so. Zu Beginn meiner Therapie saß ich häufig nur schulterzuckend da und wusste nicht einmal genau, wie ich mich fühlte. Das ist okay. Therapie ist ein Lernprozess. Und das Schöne an Gefühlen ist, dass niemand sie bewerten oder dir aberkennen kann. Sie gehören dir, und kein Therapeut dieser Welt kann oder will sie dir wegnehmen!

# Erste Hilfe

Früher dachte ich:

Wer krank ist, geht ins Krankenhaus und wird behandelt, und sobald man entlassen wird, ist man gesund. So müsste das dann doch auch mit psychischen Krankheiten funktionieren. Die Medizin war so weit fortgeschritten, dass Ärzte Herzen transplantieren konnten. Da sollte es doch ein Leichtes sein, eine Blockade im Kopf mithilfe einer Therapie heilen zu können.

Bevor ich mich allerdings auf eine langwierige ambulante Therapie einlassen konnte, wurde ich erstmalig stationär aufgenommen. Ich war so in meinen kranken Mustern drin, dass meine Eltern keinen anderen Ausweg sahen. Dass dieser erste Klinikaufenthalt nicht die gewünschte Wirkung zeigte, verrät wahrscheinlich schon das Wort »erste«. Tatsächlich folgten daraufhin nämlich noch zwei weitere.

Ich habe lange überlegt, wie ich von diesen Behandlungen am besten erzählen kann. Vor meiner Aufnahme in der ersten Klinik war ich überzeugt: »Wenn ich wieder nach Hause komme, bin ich gesund.« Tja, das klappte nicht so ganz. Trotzdem will ich hier keinen demotivieren oder jemandem die Hoffnung auf Genesung nehmen. Ganz im Gegenteil. Mir ist es aber sehr wichtig zu betonen, dass ein Aufenthalt in einer Klinik kein Allheilmittel ist und völlig ergebnislos bleiben kann. Das hat einen bestimmten Grund, und dieser Grund bist genau genommen du selbst. Denn das Geheimrezept, eine psychische Krankheit sofort zu heilen, gibt es nicht. Bei jedem Schritt, den du gehst, hast du die Fäden selbst in der

Hand. Du kannst in einer schlechten Klinik gesund werden und in einer guten Klinik scheitern. Es geht darum, dass du bereit bist, an dir selbst zu arbeiten.

Ich möchte mir in diesem Buch nicht das Recht herausnehmen, einen Heilungsansatz als richtig darzustellen und einen anderen als falsch. Letztendlich zählt nur, dass Betroffene am Ende wieder ein selbstbestimmtes Leben führen können. Der Weg, der dorthin führt, kann ganz unterschiedlich aussehen. Die Behandlung psychischer Störungen kann man in dieser Hinsicht auch mit der Behandlung organischer Krankheiten vergleichen: Nicht jedem Krebspatienten kann mit den gleichen Medikamenten geholfen werden, dennoch gibt es Therapien, die bei vielen Erkrankten anschlagen.

Auch finde ich es in diesem Zusammenhang praktisch, die Essstörungen noch mal mit anderen Süchten zu vergleichen. So wie ein Drogenabhängiger unter dem Einfluss von Drogen keine Therapie machen kann, sondern erst mal nüchtern werden muss, ist auch das Gehirn einer magersüchtigen Person mit zu niedrigem Gewicht nicht aufnahmefähig. Viele Kliniken verfolgen deshalb den Ansatz, essgestörte Patienten erst mal schnell wieder körperlich aufzubauen. Ein gesundes Gewicht ist schließlich Voraussetzung für ein gesundes Leben und genauso auch für eine erfolgreiche Therapie. Unser Gehirn braucht unheimlich viel Futter, um vernünftig zu arbeiten, und auch wenn ich während meiner Krankheitszeit der felsenfesten Überzeugung war, stets bei vollem Verstand zu sein, kann ich heute mit bestem Gewissen sagen: Das war ich nicht. Mittlerweile kann ich mich an bestimmte Phasen, in denen ich zu wenig gegessen habe, nicht einmal mehr klar erinnern.

## IN DER PSYCHIATRIE

Meinen ersten stationären Aufenthalt absolvierte ich schließlich mit 15 Jahren. Ich hatte gerade die Schule gewechselt, um meinem alten Leben ein Stück weit zu entkommen, doch auch auf dem Mädchengymnasium, das ich von da an besuchte, beherrschte die Magersucht meinen Alltag. Im Sommer 2014 belauschte ich dann ein Gespräch meiner Mutter mit einer Mitarbeiterin der Kinder- und Jugendpsychiatrie in unserer Stadt. Damals war ich mir sicher, dass sie das niemals durchziehen würde.

Doch schon bald darauf wurde ich eines Sonntagmorgens früher wach als sonst. Das Schöne war, dass sonntags immer alte Kindersendungen im Fernsehen liefen, die ich unglaublich gern schaute. Ich schaltete das Fernsehgerät in meinem Zimmer an, lief emsig hin und her, um in Bewegung zu bleiben, und genoss die Ruhe im ganzen Haus.

Meine Mutter wurde erst zwei Stunden später wach. Als ich mich gerade zu ihr unter die Bettdecke kuscheln wollte, sagte sie: »Ich habe jetzt ein Attentat auf dich vor.« Sofort schlug mein Herz schneller. »Ich möchte dich wiegen.«

Ohne nachzudenken, sprang ich auf, stolperte aus dem Bett und jagte zurück in mein Zimmer. Ich wusste, dass das für mich nicht gut ausgehen würde. Noch während ich den Inhalt einer Wasserflasche hinunterstürzte, spürte ich die Hand meiner Mutter an meinem Arm. In ihrer anderen Hand hielt sie die Waage. Die hatten meine Eltern normalerweise irgendwo versteckt, damit ich nicht heimlich kontrollieren konnte, wie viel ich wog. Langsam zog ich meine Hose aus und stand schließlich in Unterhöschen und Top vor meiner Mutter. Ein Teil von mir fühlte sich unfassbar erniedrigt. Ich durfte mein eigenes Gewicht nicht mal sehen und musste mich rückwärts auf die Waage stellen. Dann ging alles ganz schnell. Meine Mutter rastete aus und schrie nach meinem Vater. Sie stürzte nach unten ins Wohnzimmer. Ich blieb bewegungslos stehen.

»Es gibt kein Zurück mehr«, hörte ich sie in der unteren Etage sagen. »Wir können nicht weiter wegsehen.«

Für mich hieß das in diesem Augenblick, dass ich schon sehr bald durch die Hölle gehen würde. Ich rannte nach unten.

»Das könnt ihr nicht machen! Bitte. Ihr müsst mir noch eine Chance geben«, flehte ich meine Eltern an.

»Wir haben dir zig Chancen gegeben zu beweisen, dass du es auch ohne Klinik schaffst«, sagte mein Vater. »Jetzt müssen wir eingreifen, weil wir dich lieben, Toni!«

»Sieh es als Neuanfang«, versuchte meine Mutter mich zu beruhigen.

In der Station aufgenommen wurde ich schließlich an einem Mittwoch, dem 23. September 2014 – das Datum werde ich nie vergessen. »Warte es nur ab! So schlimm ist es hier gar nicht«, begrüßte Dr. Kiesberg mich freundlich. Doch ich glaubte ihm kein Wort. »Wir müssen dich erst einmal wieder aufpäppeln«, sagte er weiter. Schließlich setzte er mich auf einen strikten Ernährungsplan und bestimmte ein endgültiges Zielgewicht. Erst wenn ich das erreicht hätte, dürfte ich wieder nach Hause gehen.

Ich war der felsenfesten Überzeugung, nicht hierher zu gehören. Im letzten Jahr hatte die Magersucht mich Tag für Tag begleitet und mich in einen Rausch versetzt. Nun fühlte es sich für mich so an, als würde man mir eine gute alte Freundin wegnehmen wollen. Dabei hatte diese mir doch immer treue Dienste geleistet und mir so viel gegeben. So viel Kraft und Stärke. »Es wird nichts ändern, wenn Sie mich wegsperren«, sagte ich Dr. Kiesberg. Und Wegsperren war genau das richtige Wort. Meine Station war die Geschlossene. Man kam nur durch eine Schleuse hinein oder heraus: zwei Türen, von denen sich die zweite erst öffnete, wenn die erste geschlossen war. Die Fenster waren allesamt verriegelt, und Ausgang gab es frühestens nach zwei Wochen, in Absprache mit dem behandelnden Therapeuten und abhängig vom Gewicht.

**Mama sagt:**
»Dieser Tag war einer der Tiefpunkte meines ganzen bisherigen Lebens. Den Schritt, sein eigenes Kind in die geschlossene Psychiatrie einzuweisen, sollte keine Mutter gehen müssen. Ich fühlte mich einerseits wie eine Verräterin, anderseits wusste ich, dass es hier längst nicht mehr nur darum ging, was ich als Mutter tun *wollte,* sondern darum, was ich tun *musste,* um mein Kind zu retten.«

Als meine Mutter mich damals allein ließ, war ich mir sicher, an diesem Ort zu sterben. Nicht an meiner Magersucht, sondern an dem Gefühl der Leere, das mich übermannte. Mein Zimmer war kein Zimmer. Es war ein steriler Raum. Weiße Wände. Linoleum, das fürchterlich quietschte, wenn man mit den Hausschuhen darüberlief, und langweilige Rollbetten, die nach Sperrmüll aussahen. Das bis zur Decke gekachelte Badezimmer war nicht groß, bot aber Platz für eine Dusche, Toilette und Waschecke. Außerdem gab es eine Notklingel direkt neben dem Duschvorhang.

Dass ich Rasierer, Sprühdeo und Kaugummis abgeben musste, verkraftete ich noch einigermaßen. Einen Föhn konnten wir uns bei Bedarf aus dem Betreuerzimmer ausleihen. Am meisten machte mir jedoch das Handyverbot zu schaffen.

»Hier drin ist eine Schutzzone«, erklärte mir ein Betreuer. Ein Telefonat mit meinen Eltern war einmal wöchentlich für eine Viertelstunde angesetzt, die ich vorher ausgiebig mit Stichpunkten auf dem Collegeblock durchplante, um bloß keine Information zu vergessen. Meine Mutter sagt heute, dass sie sich vor unseren Telefonaten jedes Mal richtig gefürchtet hat, weil es ihr so wehtat, meine verweinte Stimme zu hören.

Die Eingewöhnung in die Psychiatrie dauerte sicher drei Wochen. Ich musste mich verschiedenen gesundheitlichen Tests unterziehen, Fragen zu meiner Verdauung, meinem Menstruationszyklus und Ähnlichem beantworten und vor allem: meine Mitpatienten kennenlernen. Die Station S18 nahm nur Jugendliche auf, die Erwachsenen und Kinder wurden separat betreut. Die meisten Jugendlichen kamen wegen Depressionen oder selbstverletzendem Verhalten hierher. Die Behandlungsdauer war unterschiedlich und hing von der Diagnose ab. Die Betreuer erzählten uns von Patienten, die in Ausnahmesituationen bis zu einem Jahr auf der Station geblieben waren. Manchen sah man ihr Unglück sofort an, andere versteckten ihre Gefühle unter einer dicken Maske.

**Brauchst du schnelle Hilfe?**

Bevor meine Mutter das erste Mal Kontakt zur Kinder- und Jugendpsychiatrie aufnahm, war mir nicht einmal bewusst gewesen, dass es so etwas in unserer Stadt überhaupt gab. Deshalb hier der Hinweis: In Deutschland ist jedem Landkreis ein Klinikum zugewiesen, das in Notfällen auch ohne Wartezeit Hilfsbedürftige aufnehmen muss. Das bedeutet, dass an jedem Tag des Jahres zu jeder Uhrzeit die Krisenstation für Menschen wie dich und mich da ist.

Neben den Jugendlichen, die auf der Klinikwarteliste an die Spitze gerückt waren, wurden manchmal also auch Notfallpatienten von der Polizei oder mit dem Rettungswagen auf unsere Station gebracht. Diese blieben meist nur einige Tage oder maximal wenige Wochen. Ich erinnere mich an ein 15-jähriges Mädchen mit Drogenproblemen, das auf seinem Arm ein Nikotinpflaster trug. Olivia war durch einen richterlichen Beschluss dazu gezwungen worden, für mehrere Wochen hierzubleiben. Sie hatte ein herzliches Lachen, trug coole Klamotten und kannte so witzige Sprüche, dass meine ersten zwei Wochen sich plötzlich nicht mehr ganz so einsam anfühlten.

Mit der Zeit fand ich Freunde unter den anderen Patienten. Zwischen den Therapiestunden saßen wir zusammen im Gruppenraum und spielten Gesellschaftsspiele, bastelten Weihnachtskarten oder diskutierten darüber, welchen Film wir nach dem Abendessen schauen sollten. Mein negatives Bild von der Psychiatrie fing an zu bröckeln, und bei einem Wochenendbesuch bei meiner Familie ertappte ich mich dabei, wie ich in einem Streit zu meiner Mutter sagte: »Ich will jetzt wieder zurück nach Hause!« Denn genau das war die Psychiatrie für mich geworden: ein Zuhause. Plötzlich wurde mir etwas klar: Ich war nicht allein. Nicht allein mit meiner Angst. Der Angst vor dem Leben.

Die Kinder- und Jugendpsychiatrie war kein Ort, an den Eltern ihre Kinder abschoben, weil sie sie nicht in den Griff bekamen. Hier wohnten Jugendliche in Not. Ganz normale Menschen wie du und ich.

Ich fühlte mich mit meinen Mitpatienten auf eine wunderbare Art verbunden. Die Welt da draußen wirkte auf einmal so oberflächlich. Beinahe fing ich an, mich dafür zu schämen, dass sich bei mir jahrelang alles um teure Klamotten gedreht und ich mich ständig mit meinen Eltern über mein Taschengeld gestritten hatte. In unserem Zuhause, der »Klapse«, wie wir sie liebevoll nannten, waren die Sorgen echt. Genauso echt wie unser Lachen, das nicht selten durch die ganze Station schallte, wenn sich mal wieder einer von uns einen Scherz erlaubt hatte. Ich erinnere mich heute noch daran, wie Herr von Eich, ein junger Betreuer, mich eines Abends vor Übermut laut kreischend im Schlafanzug unter die Dusche stellte, weil ich ihm einen Streich gespielt und mit dem dreckigen Besen die Haare gebürstet hatte. Und beim Spielen half mir einmal eine junge Praktikantin dabei, mich im Küchenschrank zu verstecken, wo sie mich einschloss und erst wieder herausließ, als ich kichernd um Hilfe flehte.

Diese Erlebnisse waren jedoch nur Momentaufnahmen, ein Teil des großen Ganzen. Gleichzeitig fühle ich noch heute die Enge in meiner Brust, wenn ich mich an die vielen Abende erinnere, an denen ich mich nicht traute, einen einzigen Schluck Tee zu trinken, und mich gestresst in den Schlaf strampelte, nur um am nächsten Morgen beim Wiegen keine böse Überraschung zu erleben. Irgendwann musste ich das Zielgewicht erreichen, das Dr. Kiesberg am Anfang für mich festgelegt hatte. Und obwohl ich nichts dringender wollte, als endlich wieder zu meiner Familie zurückzukehren, versuchte ich alles, um ja kein Gewicht zuzunehmen. Meine innere Stimme kontrollierte mich auf Schritt und Tritt. Sie befahl mir, beim Essen unbemerkt einen Teil meiner Mahlzeit im Müll verschwinden zu lassen, und redete mir ein, dass ich gar nicht krank genug war, um überhaupt hier zu sein. Den ganzen Klinikaufenthalt hindurch versuchte ich nach wie vor, mich zu beweisen. Ich konnte nicht sehen, dass all die Menschen, die versuchten, mir das Leben zu retten, nicht meine Feinde waren. Weder die Betreuer, die jeden Bissen kontrollierten, den ich aß, noch meine Eltern, die sich jedes Mal freuten, wenn ich hundert Gramm mehr auf der Waage hatte. Jeden Tag aufs Neue wollte ich den Essensplan und meine Genesung boykottieren. Warum? Weil ich mir sicher war, dass sich das für eine Essgestörte so gehörte. Keine richtige Magersüchtige würde sich dem widerstandslos hingeben, dachte ich mir immer wieder und versuchte, zu verhandeln und zu diskutieren.

Das einzig Gute an dem Zwang zuzunehmen war, dass ich mir jetzt Dinge erlauben konnte, vor denen ich davor Angst gehabt hatte. Auch wenn ich noch immer jeden Bissen gedanklich abwog, konnte ich mir selbst gut zureden, dass Essen nun eben einfach notwendig war, um wieder nach Hause zu kommen. Während die Wochen vergingen und meine neu gewonnenen Freunde nach und nach aus der Psychiatrie entlassen wurden, wurde ich immer ungeduldiger. Es frustrierte mich, Abschied nehmen zu müssen und gleichzeitig zu wissen, dass mein Tag noch nicht gekommen war. Mittlerweile trank ich mir regelmäßig vor dem Wiegen Gewicht an, aß größere Zwischenmahlzeiten, als mein Plan vorgab, und wünschte mir nichts sehnlicher, als die Weihnachtszeit zu Hause verbringen zu dürfen.

Gleichzeitig wurde mir immer mehr bewusst, wie utopisch meine Vorstellung gewesen war, dass ich die Magersucht hier in der Klinik wie ein einfaches Virus aus meinem Körper vertreiben könnte. Ich war weit davon entfernt, geheilt zu sein. Als ich mich deshalb eines Morgens auf die Waage stellte und die Zahl erblickte, auf die ich so lange hingearbeitet hatte, war ich gleichermaßen mit Vorfreude und Hass erfüllt. Fast fing ich an zu weinen.

Als ich nach drei Monaten endlich den Ort verließ, der mir das Leben gerettet hatte, war das ein seltsames Gefühl. Ich ließ mein stabiles Sicherheitsnetz zurück und war plötzlich zurück in der Realität. Ohne einen Plan. Ohne zu wissen, was ich vom Leben wollte. Mit einem Mal terrorisierten die gleichen Sorgen, die gleichen Ängste wie früher meine Seele.

Im Laufe meiner Behandlung hörte ich später mal den Satz: »Psychotherapie braucht einen nackt.« Um in der Therapie wirklich tiefer graben zu können, muss man dem Patienten seine psychische Krankheit ausziehen wie ein viel zu enges Kleid, um zu sehen, welche Wunden und Ängste sich dahinter verbergen. Dieses Bild finde ich unheimlich hilfreich. Der größte Fehler, den ich zu diesem Zeitpunkt allerdings machte, war: Ich brach die ambulante Therapie ab. Nachdem ich zugenommen hatte, redete mir meine Krankheit nämlich erneut ein, dass ich viel zu gesund für die weitere Behandlung sei und mich so niemand mehr als Essgestörte ernst nehmen würde. Ich fing an, mir »mein enges Kleid wieder anzuziehen« und mich in der Magersucht zu vergraben, ohne die Chance zu nutzen, mir mein splitterfasernacktes Ich genau anzuschauen und so Zugriff auf meine wahren Probleme zu erhalten.

Trotzdem glaube ich, dass mein erster stationärer Aufenthalt ein guter Start für mich war. Indem man für einen längeren Zeitraum aus seiner kranken Symptomatik herausgerissen wird, hat man in gewisser Weise die Chance auf einen Neuanfang. Schlussendlich ist eine Klinik allerdings eine Blase. Man lebt ein paar Wochen oder Monate lang in einer abgeschotteten Welt und kann daraus viele Dinge für sich mitnehmen – im echten Leben umsetzen muss man diese Dinge dann aber selbst. Heute weiß ich: In einer Klinik kann einem zwar das Leben gerettet werden, ob man danach aber wirklich in vollen Zügen lebt, hat man selbst in der Hand. Bei meinem ersten Aufenthalt in der Psychiatrie hatten die Ärzte zwar vorübergehend meinen Körper geheilt, aber mein Kopf war komplett auf der Strecke geblieben.

**Meine Schwester Victoria sagt:**
»Besonders als das mit Toni losging, hat mir regelmäßig die Wut die Luft abgeschnürt. Wie oft habe ich gedacht: Du machst die ganze Familie kaputt! Ständig gab es Diskussionen, und im Alltag herrschte eine Riesenspannung – und das alles nur, weil meine kleine Schwester sich weigerte zu essen. So dachte ich am Anfang zumindest.«

## SYMPTOMATIK UNTERBINDEN

Ein knappes Jahr nach meinem ersten Klinikaufenthalt – ich ging zu dieser Zeit in die elfte Stufe und hatte in den vergangenen Monaten kaum Fortschritte gemacht – entschied ich mich schließlich zu einem zweiten Klinikaufenthalt. Diesmal traf ich meine Entscheidung freiwillig. Ich hatte quasi die Güte, dem Personal in der Psychiatrie die großzügige Chance zu geben, mir erneut das Leben zu retten. Ja, tatsächlich ging ich so an die ganze Sache heran: »Macht ihr mal!« Ich legte alle Verantwortung in die Hände anderer Menschen. Meiner Eltern. Der Therapeuten. Der Ärzte. Im Nachhinein klingt das unheimlich überheblich, doch ich war einfach so in meiner Sucht gefangen, dass ich sie nicht loslassen konnte. Ich war noch nicht bereit, Eigenverantwortung zu übernehmen.

Am schlimmsten waren dieses Mal die Reaktionen meiner Mitschüler.

»Ich werde noch mal in eine Klinik gehen«, erzählte ich kurz vor meiner Aufnahme einem Mädchen, mit dem ich mich etwas angefreundet hatte. Sie war die Einzige, die ich oberflächlich in meine Problematik eingeweiht hatte.

»Klinik? Warum?«

»Mir geht es immer noch nicht gut.«

Darauf sagte sie das Schlimmste, was sie hätte sagen können: »Aber du siehst doch gar nicht magersüchtig aus.«

Wie ein Dolch bohrte sich der Satz in mein Herz. In den folgenden Wochen, in denen ich auf meine Aufnahme in die Klinik wartete, versuchte ich krampfhaft, weiter abzunehmen, um mit möglichst wenig Gewicht anzukommen. Später unterhielt ich mich mit vielen anderen Patienten, denen es genauso ging. Niemand wollte die »dickste« Magersüchtige sein, denn wir alle glaubten, durch das Abnehmen beweisen zu können, dass wir tatsächlich krank waren. »Schaut, ich hab einen Grund, hier zu sein. Ich bin wirklich krank.« Gleichzeitig konnte ich mein selbstschädigendes Verhalten rechtfertigen, indem ich mir sagte: »Die Klinik macht mich dann schon gesund. Die wissen, was zu tun ist.«

Mein zweiter stationärer Aufenthalt war nicht zu vergleichen mit meiner Zeit in der Kinder- und Jugendpsychiatrie. Dieses Mal befand ich mich in einer Klinik nur für Essstörungen. Die Zimmer hier waren gemütlich eingerichtet. Die Möbel waren aus hellbraunem Holz, und jeder Patient hatte einen eigenen Schreibtisch, ein Regal über dem Bett und eine Pinnwand, an die er Bilder heften durfte. Eine Telefonsperre gab es auf der Jugendstation nur in der ersten Woche, danach durften wir unsere Handys auf den Zimmern benutzen. Weil alle Patienten freiwillig in der Klinik waren, wurde auch niemandem der Rasierer oder das Deo abgenommen.

Dass eine Klinik sich komplett auf Essstörungen spezialisiert, ist sehr selten. Die meisten Kliniken haben mehrere Stationen, auf denen sie die verschiedenen Erkrankungen getrennt voneinander behandeln. Ich denke, der Hintergedanke bei dieser Klinik war, das Behandlungskonzept möglichst intensiv und spezifisch zu gestalten. Damals fand ich diese Idee toll. Wenn mir jemand helfen kann, dachte ich, dann sind das die Therapeuten hier. Das sind immerhin Fachleute.

Heute denke ich jedoch etwas anders darüber. Klar, die Ärzte, Therapeuten und auch die Betreuer konnten durch ihre Expertise perfekt auf das typisch essgestörte Verhalten der Patienten eingehen und wussten über alle ihre Probleme und Tricks genauestens Bescheid. Andererseits drehte sich dadurch auch den ganzen Tag lang alles nur um die Symptomatik der Krankheit. Wir lernten ausführlich einen neuen Umgang mit dem Essen und bekamen unsere Teller zu jeder Mahlzeit fertig portioniert vor die Nase gestellt, sodass wir uns keinerlei Gedanken um die Essensmenge machen mussten. Nach dem Essen gab es dann eine Nachbetreuung, durch die verhindert werden sollte, dass sich jemand erbrach oder übermäßig viel bewegte. Stattdessen tranken wir magenberuhigenden Fencheltee.

Dieser Behandlungsansatz war meiner Meinung nach viel zu kurzfristig gedacht. Später sagte ich mal zu meinem Therapeuten: »Ich wünschte, jemand würde die Magersucht an der Wurzel packen und meine dahinterliegenden Sorgen behandeln. Stattdessen versuchen alle, die Krankheit von oben abzusägen.« So war das auch in dieser Klinik. Klar ist es toll, wenn sich die Patienten acht Wochen lang nicht nach dem

Essen übergeben. Aber was ist mit der Zeit danach? Bei so gut wie jedem, mit dem ich heute noch aus dieser Zeit Kontakt habe, begann der Kreislauf mit der Essstörung nach unserem Aufenthalt von vorn, denn die Krankheit wuchs genau wie Unkraut, das man nicht vollständig entfernt hatte, einfach wieder nach.

Während der Zeit in der Klinik hielten viele auch an krankhaften Verhaltensweisen fest, die nicht direkt mit dem Thema Nahrungsaufnahme zu tun hatten. Um mal ein paar absurde Beispiele zu nennen: Nora versuchte jeden Abend, im Stehen einzuschlafen, um ihren Leistungsumsatz zu erhöhen. Milena lüftete den ganzen Tag lang ihr Zimmer, weil sie glaubte, durch die Kälte mehr Kalorien zu verbrennen. Und Elisa machte vor jeder Mahlzeit übermäßig viele Sit-ups.

Beim Essen selbst gab es klare Regeln, aber selbst die führten zu Wettkämpfen unter den Patienten und feuerten damit die Krankheit an. Es durfte zum Beispiel nicht über Kalorien gesprochen werden, man durfte nicht auf die Teller der anderen starren, und pro Mahlzeit hatte man nur dreißig Minuten Zeit, seine Portion aufzuessen. Normalerweise kein Problem für mich, aber in der Klinik stachelte uns dieses Zeitlimit dazu an, so langsam wie möglich zu essen. So war es mit allem hier: Wir führten einen Wettbewerb im Kranksein, über den niemand öffentlich sprach. Und die Betreuer? Die durchschauten diese Spiele nicht.

Dieses ständige Wettkampfdenken war für mich als besonders ehrgeiziger Mensch nur schwer auszuhalten. Immerhin war es bei mir schon immer darum gegangen, möglichst krank zu sein. In einem Umfeld wie hier, in dem ich von lauter anderen Essgestörten umgeben war, schien die Krankheit außerdem so normal, dass ich gar keine Notwendigkeit mehr sah, sie loszulassen.

Weil ich meine Portionen absichtlich nicht aufaß, kam ich in die Essbetreuung, wo die Teller gezielt kontrolliert wurden. An einem Abend trieb ich es so weit, dass ich als Strafe eine Flasche hochkalorische Trinknahrung zu mir nehmen musste. Einerseits genoss ich diese Strafe, weil ich mir damit selbst bewiesen hatte, wie krank ich doch war. Andererseits musste ich unausweichlich daran denken, wie viel von meinem Lieblingsgericht ich statt der Tasse Flüssignahrung hätte essen können. Ich weiß noch genau, welche Gedanken mir durch den Kopf gingen, während ich langsam die Astronautenkost trank. Ich dachte an meinen Stoffwechsel, der hierdurch hoffentlich in Schwung kommen würde, ans Wiegen am nächsten Tag, an die Kalorienzahl des widerlichen Getränkes – aber keinen einzigen Augenblick dachte ich daran, dass diese Flüssigkeit dazu da war, mir zu helfen und mich gesünder zu machen. Und genau das war das Problem.

Schon wieder kam ich nicht an die Gefühle hinter meiner Essstörung heran, sondern beschäftigte mich den ganzen Tag mit dem »Symptom« Magersucht. Auch in den Therapiestunden schaffte ich es nicht, tiefer zu graben. In der Körpertherapie ging es zum Beispiel um unsere Selbstwahrnehmung. In einer Stunde sollten alle Patienten mithilfe von Seilen den Umriss ihres Körpers so auf dem Boden nachformen, wie sie ihn selbst sahen. Damit wollte die Therapeutin uns zeigen, dass unsere Selbstwahrnehmung in Bezug auf unser Äußeres gestört war. Um ehrlich zu sein, war mir aber eh schon die ganze Zeit klar gewesen, dass ich als Untergewichtige nicht dick sein konnte. Dennoch gab es etwas in mir, das die Krankheit »brauchte«. Obwohl ich wusste, dass ich nicht dick war, konnte ich sie nicht loslassen.

In der Klinik merkte ich von Tag zu Tag mehr, dass ich ohne die Magersucht nicht leben konnte, weil ich keine Ahnung hatte, was mein Leben ohne sie überhaupt ausmachen würde. Ich fing heimlich an, Zwischenmahlzeiten ausfallen zu lassen und im Ausgang kurze Strecken zu joggen, und richtete meinen Tag wieder danach aus, möglichst viel abzunehmen. Tagsüber schlief ich wie ein Murmeltier und wachte nur zu den Mahlzeiten auf. Ich ging mehrfach zum Arzt, weil ich mich nicht gut fühlte, doch nie fand er etwas. Außerdem hatte ich ja auch zugenommen. Wenn ich mich unter meinen Mitpatienten umsah, schämte ich mich für mein Gewicht. Sie alle mussten glauben, dass ich mich nur anstellte. Schließlich gab es viel dünnere Patienten, die nicht über körperliche Probleme klagten.

Ich überredete die Ernährungstherapeutin dazu, dass ich die Essbetreuung verlassen durfte. Ich sagte ihr, ich wüsste jetzt, was ich tun müsste. In Wirklichkeit fing alles wieder von vorn an.

Beim Essen wollte niemand neben mir am Tisch sitzen. »Es ist nichts gegen dich«, erklärte eine Mitpatientin. »Aber deine Symptomatik zieht uns alle runter.« Ich tat so, als wüsste ich nicht, wovon sie sprach. Es war ein zweischneidiges Schwert. Die kranke Seite in mir fühlte sich durch diese Aussage bestärkt, mein wahres Ich war verletzt und einsam.

Auch die Therapeuten merkten, dass ich Rückschritte machte.

»Vielleicht ist es an der Zeit für dich zu gehen«, sagte der Chefarzt der Klinik eines Tages zu mir.

»Gehen?«

»Vielleicht bist du noch nicht so weit. Manche Patienten müssen erst noch ein letztes Mal fallen, bevor sie aufstehen können.«

Für einen Moment herrschte in mir komplette Leere. Keine Gedanken oder Gefühle. Dann durchströmte mich Angst.

»Sie können mich doch nicht einfach so rausschmeißen. Ich … ich schaffe das zu Hause nicht.«

Er nickte. »Du darfst jederzeit wiederkommen, wenn du bereit bist, die Krankheit loszulassen. Aber sieh mal, da draußen warten viele Patienten darauf, hier behandelt werden zu dürfen und gesund zu werden.«

**Papa sagt:**
»Wenn ich an Toni in der Klinik dachte, war ich oft sehr traurig. Als es dann hieß, sie komme nach Hause, wusste ich nicht, ob ich Freude oder Angst empfinden sollte. Ich war hin- und hergerissen. Letztlich war es eine Mischung aus beiden Gefühlen. Ich wollte meine Tochter in den Arm nehmen, wusste aber auch, dass die nächste Eskalation nicht weit entfernt war.«

Wahrscheinlich denkst du jetzt, dass ich an diesem Zeitpunkt doch hätte anfangen müssen, zu kämpfen und alles dafür zu geben, gesund zu werden. Aber da muss ich dich enttäuschen. Vielmehr überkam mich eine gigantische Angst, wieder allein in meinem Leben zu stehen. Ohne Perspektiven.

Ja, ich wollte gesund sein, aber ich wollte nicht gesund werden. Ich wünschte mir den Zustand, doch vor dem Prozess fürchtete ich mich. Denn ich hatte panische Angst, auf halbem Weg zu scheitern. Ich stellte mir die Genesung wie einen langen, dunklen Tunnel vor und hatte Panik, nie im Hellen anzukommen und für immer in der Dunkelheit zu verschwinden.

# Mein Leben mit der Magersucht

Vor ein paar Tagen schrieb mich eine junge Auszubildende auf Instagram an und erklärte mir, dass sie sich mit einer Facharbeit über das Thema Essstörungen beschäftige. Sie fragte mich, ob ich ein paar Fragen für sie beantworten könne. »Hatte die Magersucht einen großen Einfluss auf deinen Alltag?«, las ich und lachte trocken auf.

Wenn man sich als Außenstehender das Leben mit Magersucht vorzustellen versucht, fällt einem vermutlich als Erstes so was ein wie: keine Schokolade mehr essen. Auf Pizza verzichten. Und so weiter. Die Ausmaße, in denen eine Essstörung den Alltag bestimmt, kann man sich als Nichtbetroffener kaum ausmalen.

Stell dir mal all die prägenden Momente vor, die ein Mädchen zwischen 14 und 19 Jahren normalerweise erlebt, und du hast ein ziemlich genaues Bild davon, was ich in all der Zeit verpasst habe. Als Kind habe ich mir meine Jugend folgendermaßen ausgemalt: rauschende Partys, die große Liebe, der erste Kuss. Eine chaotische Schulzeit und die Aufregung vor den Abiklausuren. Auf dem Abschlussball zum ersten Mal ein schickes Abendkleid tragen und die Haare aufwendig hochstecken. Die Magersucht durchkreuzte all diese Pläne und betrog mich um fünf Jahre meines Lebens.

Weil viele Menschen ein falsches Bild im Kopf haben, wenn sie an Magersucht denken, möchte ich hier aber noch einmal etwas klarstellen: Es gab zwar Zeiten, in denen die Krankheit komplett über mein Leben bestimmte, ich jede Mahlzeit genau im Voraus kalkulierte und vor dem Essen regelmäßig in Tränen ausbrach. Tatsächlich gab es während dieser fünf Jahre aber auch Phasen, in denen mich die Magersucht mehr oder weniger passiv beherrschte. Das lässt sich am besten so beschreiben: Oft wurde ich von der Krankheit vollständig durchs Leben getragen, manchmal hingegen begleitete sie mich »nur« als Schatten und behielt mich dabei immer gut im Auge. Ich lebte dann in der ständigen Ambivalenz zwischen Kämpfen und Aufgeben. Vor allem drehten sich meine Gedanken immer um eine Frage: Was will ich eigentlich von meinem Leben?

Meist waren das die Zeiten, in denen sich mein Gewicht etwas gefangen hatte. Ich nahm relativ normale Mahlzeiten zu mir, aß im Sommer auch mal ein Eis und ließ mich – wenn auch nur vereinzelt – mit viel Überzeugungskraft von meinen Freundinnen dazu überreden, mit ihnen in einen Club zu gehen. Fremde Menschen auf der Straße hätten mich in diesen Phasen vermutlich niemals als magersüchtig eingestuft.

Aber weißt du was? Wenn mich heute jemand fragt, in welchen Zeiten ich am meisten gelitten habe, dann muss ich sagen, dass es jene waren, in denen mein gesund aussehender Körper die Menschen um mich herum blind für mein Elend machte. In diesen Phasen musste ich die negativen Seiten der Krankheit ertragen, ohne von den positiven profitieren zu können. Ein normales Gewicht und gleichzeitig eine kaputte Seele zu haben, war für mich ein größerer Fluch als all die Zeiten, in denen ich vor Hunger nicht hatte schlafen können. Meine Gedanken und Gefühle mir selbst und dem Leben gegenüber blieben dieselben, auch in den Momenten, in denen ich der Welt erfolgreich vorgaukelte, ein normales Mädchen zu sein. Das Einzige, was sich veränderte, war das Ausmaß des Symptoms »Essen«.

## KONTROLLZWANG

Ich erinnere mich noch ziemlich gut an meinen 15. Geburtstag; das war ein halbes Jahr vor meinem ersten Klinikaufenthalt. Es war ein Freitag, und meine Mutter wusste seit etwa sechs Wochen von meiner Erkrankung. Die ersten Therapiegespräche hatten nicht viel gebracht, und statt eines Kuchens wünschte ich mir damals eine Geburtstagsmelone. Meine Mutter steckte also eine große Kerze in den Rücken einer Zuckermelone – und das alles nur wegen der Kalorien!

Meine Eltern verboten mir damals, mit dem Fahrrad zur Schule zu fahren. Ich durfte nur bis zur Bahnhaltestelle radeln. Wenn ich mittags völlig außer Atem nach Hause kam, hoffte ich jedes Mal, dass meine Mutter keinen Verdacht schöpfen würde, denn natürlich hielt ich mich nicht an die Abmachung.

Wie viel ich aß und mich bewegte, bestimmte meinen gesamten Alltag. Ich schrieb Ernährungspläne inklusive genauer Kalorienangaben, zeichnete Gewichtsdiagramme und rechnete bis ins Detail durch, mit welchen Lebensmitteln ich in kürzester Zeit so viel Fett wie möglich verlieren würde. Jede Mahlzeit, die ich zu mir nahm, hielt ich per Foto fest, um auch ja die Übersicht über alles zu behalten.

Wenn ich den Hunger aushielt, kam ich mir besonders vor. Weil ich glaubte, dass ich stärker sei als die Menschen um mich herum. Essen gehörte nun mal zu den Grundbedürfnissen im Leben. Wer auf die Nahrungsaufnahme verzichten konnte, musste also stärker sein als die anderen. Dünnsein bedeutete für mich Disziplin und Kontrolle. Ich wollte mich beweisen.

Im Deutschunterricht in der zehnten Klasse teilte mein Lehrer Schokolade aus: Die anderen freuten sich – ich aß kein einziges Stück davon. Wenn meine Oma Nudelauflauf machte, schlugen meine Cousine und mein Cousin eifrig zu. Ich schnitt mir vorsichtig eine kleine Ecke ab und inspizierte kritisch meinen Teller. Ich behielt die Kontrolle.

Über alles. Über jeden Bissen, der in meinem Mund landete, über jeden Schritt, den ich tat und krankhaft in einer App dokumentierte, über jeden Milliliter, den ich trank.

Mein Tag sah so aus: Nach der Schule fuhr ich nach Hause. Ich aß etwas zu Mittag, was ich mit meiner Mutter zuvor abgesprochen hatte, und ging danach mit ihr einkaufen. Jeden Tag. Manchmal reichte ein Lebensmittelladen nicht aus, dann fuhr ich mit dem Rad noch zu einem zweiten Supermarkt. Ich verglich die Kalorienangaben auf den Lebensmitteln, besorgte mir die Dosenerbsen, die am besten in meinen persönlichen Plan passten. Ich kannte sämtliche Lebensmittelpreise auswendig und fühlte mich geschmeichelt, als meine Schwester eines Abends fragte, wie viel Milch wir noch zu Hause hätten, und anstatt meiner Mutter ich die genaue Antwort geben konnte. Die Küche war mein Zuhause und der Ort, an dem ich meinen Kontrollzwang auslebte.

**Meine Schwester Victoria sagt:**
»Nicht nur bei uns zu Hause drehte sich neunzig Prozent der Zeit alles ums Essen, um das Thema ›Magersucht‹ und um Toni. Auch Freunde und Bekannte erkundigten sich ständig nach Tonis Gesundheitszustand. Ich fing an, diese Frage zu hassen. Mir war klar, dass die Nachfragen nur lieb gemeint waren, aber wenn du bei jedem Treffen gefragt wirst, wie es deiner Schwester geht, kannst du die Frage irgendwann einfach nicht mehr hören.«

Ich beschäftigte mich nicht nur mit meinen Essgewohnheiten, sondern auch mit denen der anderen. In der Schule beobachtete ich meine Mitschüler beim Essen und fragte mich, wie sie völlig gedankenlos so große Mengen in sich hineinstopfen konnten. Es dauerte nicht lange, und ich wusste, wie viele Kalorien das tägliche Frühstück meiner Mitschülerin drei Reihen vor mir hatte. Da wir unsere Nachbarin ein paarmal beim Einkaufen getroffen hatten, wusste ich, welchen Brotaufstrich sie kaufte und wie viel Fett darin war. Jeder Einkaufswagen wurde genau studiert. Ob vollfett oder fettarm, ob Apfel oder Apfelkuchen, ob frisches Gemüse oder Fertiggericht. Ich hatte die Kontrolle über alles. Nur über meine Krankheit nicht. Und das Schlimmste daran war: Ich sah es nicht.

Es gab Tage, an denen mein Herz so kräftig stach, dass jeder Herzschlag mich enorme Anstrengung kostete. Ich erinnere mich an viele Abende, an denen ich dachte, am nächsten Tag vielleicht nicht mehr aufzuwachen. Aber all diese Gedanken blieben abstrakt, und ich war mir sicher: Ich habe alles unter Kontrolle. Nur noch ein Kilo, nur noch ein Klinikaufenthalt, nur noch die Magensonde, ein kurzer Herzstillstand und einmal kurz tot sein. Nur ein bisschen sterben, dann werde ich gesund. Darauf habe ich jahrelang gewartet.

Die Sucht gaukelt einem das Versprechen vor, dass man irgendwann aufhören kann. Dass man nur noch ganz kurz stark sein muss und dann der Moment kommt, in dem man wieder ganz normal essen darf, weil man endlich gut genug, dünn genug, stark genug gewesen ist. Wenn man im Fernsehen eine schockierende Nachricht über einen Unfall oder eine Umweltkatastrophe sieht, schlägt man sich vor Entsetzen die Hand über den Mund, kann sich aber gleichzeitig nicht vorstellen, selbst unter den Opfern zu sein. Genauso war das mit der Essstörung. »Na ja, die anderen …«, sagte ich mir immer. Die waren ja auch viel kränker. Die hätten längst aufhören können, sie hatten es ja schon bewiesen. Nur ich selbst eben nicht. Der eigene Tod scheint so absurd, so weit weg. »Mir? Mir passiert schon nichts.« Ich war der felsenfesten Überzeugung, niemals an der Magersucht sterben zu können. Vorher würde etwas passieren. Ich würde zusammenbrechen. Mein Körper würde mir Signale senden. Bis zuletzt glaubte ich, alles im Griff zu haben und jederzeit die Notbremse ziehen zu können.

Dabei hörte ich ständig von allen Seiten, wir ernst die Lage doch sei. Es war, als stünde ständig jemand vor meiner Tür und würde mich anschreien. Doch die Stimmen drangen nicht zu mir durch. Das falsche Gefühl der Kontrolle war so mächtig, dass ich jeden von mir stieß, der glaubte, es besser zu wissen als ich.

Vermutlich existierte tief in mir drin dennoch der Wunsch nach Hilfe. So was wie ein Überlebensinstinkt. Vor meinem dritten Klinikaufenthalt beispielsweise schrieb ich meinem Therapeuten, er trage die Verantwortung für meinen Absturz mit, weil er sich nicht genug um mich kümmere. Wenn ich mir vorstellte, dass die Ärzte mich an eine Magensonde hängen und mir sagen würden, dass ich nun essen musste, um zu überleben, würde ich das natürlich tun. Klar! So richtig sterben wollte ich ja auch nicht. Nur einmal die Grenze erreichen, den Punkt, an dem ich krank genug war.

Ich wollte, dass irgendjemand endlich »Stopp« sagte, mich festhielt und mir keine andere Wahl ließ, als gesund zu werden. In mein Tagebuch schrieb ich: »Ich wünschte, jemand würde mich anschreien und mir sagen, dass es so nicht weitergehen kann.« Es war, als wolle ich die Verantwortung für mein Leben an jemanden abgeben, der besser wusste, wie man damit umging.

Ja, der Kopf einer Essgestörten besteht aus Widersprüchen und Blockaden. Meine Gedanken in einem Satz: »Lass mich in Ruhe, aber hilf mir doch endlich!«

**Autonomie-Abhängigkeitskonflikt**
Das oben beschriebene Verhalten wird in der Psychologie als Autonomie-Abhängigkeitskonflikt beschrieben. Die Grundproblematik hierbei ist der Widerspruch zwischen dem Drang nach Selbstbestimmung und Unabhängigkeit sowie gleichzeitig dem Wunsch nach Zugehörigkeit, Anpassung und Vertrauen.

## GEFANGEN IM EIGENEN KÖRPER

Kennst du diese Träume, in denen man plötzlich entweder gelähmt oder stumm ist, sodass man trotz Gefahr keine Chance hat, wegzulaufen oder um Hilfe zu schreien? Ungefähr so fühlte sich mein Leben mit der Magersucht an. Man kann sich den Zustand auch ungefähr so vorstellen, als sei man todmüde und jemand würde einen dennoch dazu zwingen, an einem Wettkampf teilzunehmen. Einen großen Teil der letzten Jahre steckte ich in einer Art Trance fest. Jede Bewegung war ein Akt enormer Anstrengung, und selbst die kleinsten Kleinigkeiten, die andere Menschen mit einer flinken Handbewegung erledigten, kosteten mich riesige Überwindung. Es war wahnsinnig anstrengend, mich nur zu bücken, um mir die Schuhe zu binden, und ich konnte nur schwerfällig aus dem Auto steigen, duschen oder in der Schule meine Hand heben, um etwas zu sagen. Nicht immer war ich zu diesen Zeitpunkten stark untergewichtig. Ganz im Gegenteil: Das Schlimmste war, wenn die Menschen meine Not nicht sahen und mir Aufgaben auftrugen, die ich längst nicht mehr erfüllen konnte.

Bei einer Essstörung ist es oft so, dass die wenige zugeführte Energie zur Folge hat, dass der Körper kaum noch Wärme produziert und seine eigene Temperatur nicht halten kann. Wenn man zu diesem Zeitpunkt bereits viel abgenommen hat, kann der Körper nicht einmal mehr von Reserven zehren. Das Resultat: Einem ist wirklich *immer* kalt. Bei mir waren teilweise sogar bei Höchsttemperaturen im Sommer meine Fingerspitzen eiskalt.

Kürzlich lag mein Freund auf meinem Bett und klagte über Schüttelfrost: »Egal wie viele Sachen ich übereinanderziehe, mir bleibt einfach von innen kalt.« Diese Worte warfen mich zurück in die Vergangenheit, und ich erinnerte mich an unerträglich lange Schulstunden, in denen ich in dicken Wintersachen auf meinem Platz saß und teilnahmslos in den Raum starrte. Mir war kalt. Es war anstrengend.

In den schwersten Zeiten saß ich tagsüber meist bewegungslos an meinem Schreibtisch und versuchte, die innere Kälte mit einem Heizlüfter, Kirschkernkissen und Tee zu bekämpfen. Die Momente, in denen jeder, der mein Zimmer betrat, gegen eine Wand aus heißer Luft lief, waren meist die einzigen, in denen ich die Temperatur um mich herum irgendwie ertragen konnte, ohne in eine Art Starre zu fallen.

Bei mir äußerte sich die Schwäche nicht nur tagsüber, sondern auch im Schlaf. Es fiel mir trotz unglaublicher Müdigkeit schwer durchzuschlafen, und wenn ich morgens wach wurde, fühlte ich mich genauso erschöpft wie am Abend. Ich erinnere mich auch noch gut an einen Augenblick am Anfang meiner Krankheit, als wir mit meiner Oma Urlaub an der Nordsee machten. Dort wurde ich mitten in der Nacht wach und spürte etwas Kaltes, Nasses zwischen meinen Beinen. Durch die Magersucht wurde auch meine Blase schwächer, sodass ich oft nachts auf die Toilette musste. Manchmal schaffte ich es jedoch nicht rechtzeitig oder wurde zu spät wach.

In mein Tagebuch schrieb ich Dinge wie »Es ist, als würde ich mit geschlossenen Augen durchs Leben gehen« oder »Ich nehme an Dingen teil, aber kann nicht an ihnen teil*haben*«. Ich war in dieser Zeit ungeduldig, egoistisch und aggressiv. Die Magersucht hatte aus mir eine Hülle gemacht, sie hatte mich meiner Seele beraubt. Plötzlich war ich eine andere Person.

## FAMILIENLEBEN

In einer Facebook-Gruppe, in der sich Betroffene von Magersucht und Bulimie austauschen, habe ich die Frage gestellt, was den Mitgliedern als Erstes zu dem Thema »Essstörung und Familie« einfällt. Eine Antwort, die in meinen Augen besonders ins Schwarze traf, lautete: »Essstörungen spalten.« Das ist so wahr: Hat ein Familienmitglied ein körperliches Leiden wie Krebs, kämpfen normalerweise alle gemeinsam gegen die Krankheit. Man ist verbunden im Leid. Die Magersucht hingegen ließ mich jahrelang in eine andere Richtung schwimmen als den Rest meiner Familie. Meine Mutter sagte mal: »Ich wünschte mir einfach nur, wir würden gegen den gleichen Feind kämpfen.« Was sie damit sagen wollte, war, dass ich lange Zeit gegen die Menschen kämpfte, die mich von meiner Krankheit heilen wollten, anstatt meine Kraft gegen die Magersucht selbst zu richten.

Ich erinnere mich noch gut an ein Telefonat, das ich in einer schwierigen Krankheitsphase mit meiner Mutter führte. Es war spätabends, und sie war gerade auf dem Rückweg von der Arbeit. Ich lag schon im Bett, als mein Handy klingelte.

»Hast du deine Tabletten schon genommen?«, erinnerte sie mich an die Einnahme meines Antidepressivums.

»Es macht doch sowieso keinen Sinn«, gab ich zurück.

»Wir schaffen das, Maus.« Ihre Stimme klang heiser, so als würde sie jeden Augenblick ersticken.

»Und wenn nicht?«

»Es gibt kein ›Wenn nicht‹. Du wirst gesund werden.«

Als sie das hörte, tobte die Krankheit in mir wie ein wildes Tier. »Ist das eine Drohung?«, schrie die Magersucht.

Als hätte meine Mutter es gehört, murmelte sie leise: »Nein. Das ist ein Versprechen.«

In diesem Konflikt waren Lügen quasi vorprogrammiert. Dabei bin ich mit dem Grundsatz aufgewachsen: »Ein Wesseling lügt nicht.« Meine ganze Kindheit über erklärte mein Papa meiner Schwester und mir bei jeder Gelegenheit, wie wichtig es sei, immer die Wahrheit zu sagen. Und meine Mama versprach, uns niemals für irgendetwas auszuschimpfen, solange wir nur ehrlich zu ihr waren. Als Kind habe ich daher – bis auf ein paar winzige Ausnahmen – nie gelogen. Wirklich! Ehrlichkeit, so sagte ich mir immer, ist die wichtigste Charaktereigenschaft überhaupt.

Das änderte sich mit der Essstörung, denn die trieb mich zu unendlich vielen Lügen. Das fing an bei Sätzen wie »Ich habe schon gegessen« und ging so weit, dass ich in Phasen, in denen ich aktiv abnahm, nach außen hin vorgab, glücklich zu sein, damit mich die Leute ja in Ruhe ließen. Wenn meine Mutter mich wiegen wollte, trank ich davor literweise

Wasser, und im Alltag zog ich zwei Leggins unter meine Jeans, um dicker auszusehen. Den Smoothie, den meine Oma extra für mich zubereitet hatte, goss ich hinter ihrem Rücken in den Abguss.

Und dann diese endlosen Diskussionen. Wegen jeder Kleinigkeit. Das ist Teil des Lebens mit Magersucht. »Eine Scheibe Brot. Das haben wir so ausgemacht.« – »Nimm noch eine Kartoffel!« – »Ein bisschen Öl muss aber in die Pfanne.« Auf jede dieser Aussagen meiner Mutter folgte Geschrei von mir: »Wenn du auch nur einen Tropfen Fett in die Pfanne tust, esse ich keinen Bissen!« Meine Mutter drohte mir in solchen Augenblicken mit der Einweisung in die Klinik. Heute muss ich nur die Augen schließen und höre immer noch ihre verzweifelte Stimme. Ich sehe Teller voll mit Essen durchs Wohnzimmer fliegen, wenn ich mal wieder einen Wutanfall hatte. Bis heute prangt an unserer Küchendecke ein Fleck von dem Haferbrei, den ich vor drei Jahren einmal durch die Luft geschleudert habe.

Nicht nur zu Hause war das Thema »Essen« jede Minute des Tages präsent. Auch in Urlauben oder bei Restaurantbesuchen herrschte eine angespannte Stimmung. Besonders gut erinnere ich mich an einen Sommerurlaub im Jahr 2014. Wir waren in Rom, und meine Eltern suchten einen Ort, an dem wir eine kurze Essenspause machen konnten. Zwar hatte ich unglaublichen Hunger, denn wir waren schon eine Weile unterwegs gewesen, aber es graute mir vor Pizza und Pasta. »Können wir uns nicht irgendwo hinsetzen?«, fragte ich. Ich brauchte Ruhe, um genau nachzudenken und alles durchzurechnen. Einfach so im Stehen einen Snack zu verputzen, klang für mich wie ein Ding der Unmöglichkeit. Wir setzten uns also in ein Restaurant, das recht teuer aussah. Meine Familie studierte hungrig die Speisekarte, als ich meine Mutter anstieß und fragte: »Kann ich nicht einfach nur etwas trinken?«

Sie schüttelte den Kopf. »Wir zahlen viel Geld für dieses Restaurant. Du wolltest herkommen. Nun such dir etwas von der Karte aus!«

Ich fing sofort an zu heulen und weiß heute noch genau, dass ich mir beim Kellner dann trotzdem nur ein Glas Wasser mit Kohlensäure bestellte. Niemand von uns vieren sagte ein Wort, bis wir das Restaurant wieder verließen.

**Meine Schwester Victoria sagt:**
»Im Urlaub teilte ich mir nicht nur mit Toni ein Zimmer, sondern auch mit ›Ana‹.

Man könnte das so sagen: Ich hatte eine neue Schwester, und ich *hasste sie*. Jeden Abend vor dem Essen machten wir eine Pause im Hotel, um uns auszuruhen und fürs Essen fertigzumachen. Toni ging duschen und föhnte sich die Haare. Dabei wurde mir jeden Abend leicht übel. Durch die Krankheit war Tonis ganzer Organismus durcheinandergeraten. Ihre Haare hatten eine undefinierbare und künstliche Farbe angenommen und fingen beim Föhnen an, unappetitlich zu riechen. Teilweise verließ ich dann unter einem Vorwand das Zimmer oder organisierte meinen Abend so, dass wir uns nicht parallel fertigmachen mussten. Dasselbe am Morgen, wenn ich Toni manchmal in Unterwäsche sah. Ihre Haut spannte über ihre gut sichtbaren Knochen, da war kein Gramm Fleisch an ihrem Körper. Mir wurde teilweise wirklich übel bei diesem Anblick.«

Du kennst vielleicht diese Snickers-Werbung, in der es heißt: »Immer, wenn du hungrig bist, wirst du zur Diva.«

Rein biologisch gesehen stimmt das, denn Unterversorgung macht uns wütend und sogar aggressiv. Unsere Natur signalisiert uns damit, dass wir uns dringend auf Nahrungssuche begeben sollten. Auch ich fühlte mich in hungerndem Zustand durch jede Kleinigkeit gereizt und konnte laute Stimmen oder schnelle Bewegungen in meinem unterversorgten Hirn kaum verarbeiten. Mit meiner Mutter diskutierte ich über jeden kleinen Bissen.

»Was wollen wir denn essen?«

Eine ganz normale Frage – mich allerdings versetzte sie in Panik. Denn sie überforderte mich komplett.

»Wie wäre es mit Nudeln?«, schlug meine Mutter vor.

Ich schüttelte den Kopf.

»Kartoffeln?«

»Nein.«

»Reis?«

»Willst du, dass ich fett werde? Das ist ja wohl das Letzte!«

In meinen Augen machte meine Mutter alles falsch, und ich ließ sie das regelmäßig wissen. Wenn sie kochte, stand ich neben ihr am Herd und kontrollierte genau, was sie in die Pfanne legte. Wenn mir irgendwas nicht passte, brüllte ich sie an. Ich wollte ihr zeigen, wie wenig ich das Essen brauchte, das sie für mich zubereitete, denn es machte mich wütend, dass sie mich kontrollierte. Ihre besorgten Blicke und die Bitten, doch mehr von dem Belag auf mein Brot zu nehmen, waren teilweise eine riesige Befriedigung für mich.

Eine Freundin, die ich bei meinem zweiten Klinikaufenthalt kennengelernt habe, sagte erst letztens zu mir: »Meine Magersucht fühlt sich manchmal an wie eine Strafe für meine Eltern. Eine Strafe dafür, dass mein Leben so aus dem Ruder gelaufen ist.« Bewusst nahm ich selbst dieses Gefühl so niemals wahr. Aber in Streitsituationen nutzte ich die Magersucht tatsächlich häufig als Waffe, mit der ich meinen Gegner schachmatt setzen konnte.

**Meine Schwester Victoria sagt:**
»Während meine Eltern Toni zu jeder Zeit helfen wollten, war es für mich als Schwester einfacher, mich dem Alltag zu Hause manchmal zu entziehen. Ich verließ das Haus und traf mich mit Freunden. Allerdings kann ich mich auch an viele Abende erinnern, an denen ich mich gar nicht getraut habe, etwas zu unternehmen. Nicht weil es mir verboten wurde – ganz im Gegenteil! –, sondern weil ich Angst hatte, beim Nachhausekommen in die bedrückten Gesichter meiner Eltern schauen zu müssen. Sie waren so voller Sorge, dass sie sich auf nichts anderes mehr konzentrieren konnten und meine Mama regelmäßig in Tränen ausbrach. Irgendwann jedoch verstand ich, dass es nichts brachte, zu Hause zu sitzen, sondern mich nur noch mehr belastete, und fing an, wieder regelmäßiger auszugehen. Im Nachhinein war es die beste Entscheidung, mich immer mehr abzunabeln.«

Etwas, das besonders meine Mutter zu spüren bekam, waren die ständigen Vergleiche, die ich anstellte. »Du isst ja auch nichts« oder »Ich esse nur, wenn du auch was isst« waren Sätze, die sie oft zu hören bekam.

Ich wollte auf ihr eigenes Essverhalten Einfluss nehmen und verbrachte meine Zeit am liebsten in der Küche. Alles, was mit Essen zu tun hatte, machte ich unglaublich gerne – am liebsten bereitete ich Mahlzeiten für die anderen

Familienmitglieder vor. Meiner Mutter packte ich dabei immer ein bisschen mehr Butter aufs Brot als nötig, weil sie so dünn war, meinem Vater konnte ich so viel Nutella auf den Toast schmieren, dass mir einerseits das Wasser im Mund zusammenlief und andererseits schlecht beim Gedanken an die hohe Kalorienanzahl wurde, und bei meiner Schwester achtete ich einfach nur generell darauf, dass sie auch ja genug aß. Manchmal hatte ich nämlich Angst, sie könnte mir nachmachen und womöglich dünner werden als ich. Das war auch einer der Gründe, warum es mir so schwerfiel, allein zu essen. Ich wollte immer die Kontrolle behalten und einen Blick darauf haben, was die anderen zu sich nahmen. Und jedes Mal, wenn meine Mutter ihren Teller nicht aufaß, warf ich ihr strafende Blicke zu.

Eines Morgens – daran erinnere ich mich noch genau – brachte ich meiner Mutter eine heiße Tasse Milch ans Bett und nutzte die Chance, um ihr zusätzliche Kalorien unterzujubeln. Ich schlich zum Kühlschrank, als wäre das allein schon etwas Verbotenes, öffnete langsam die Tür und goss Vollmilch in eine Tasse. Dann drehte ich mich um, schaute, ob mich jemand beobachtete, und griff schließlich nach der Butterdose. Ich nahm einen ganzen Löffel Butter, rührte ihn in die Milch ein und stellte die Tasse in die Mikrowelle. »Es tut mir leid, Mama«, schoss es mir in dem Augenblick durch den Kopf. Früher hätte ich sie niemals so hintergangen. Aber früher, so rechtfertigte ich mein Verhalten, war ich auch noch gesund gewesen. Die Magersucht hatte alles verändert.

**Mama sagt:**
»Am Anfang habe ich manchmal extraviel gegessen, um Toni zu motivieren, und vor allem, weil sie es so von mir

erwartete. Obwohl mir die schwierige Situation oft den Hals zuschnürte, nahmen wir gemeinsam unsere Mahlzeiten ein. Irgendwann habe ich allerdings gemerkt, dass meine Tochter ihren eigenen Weg gehen muss und ich ihr das nicht abnehmen kann, besonders nicht durch mein eigenes Essverhalten. Aus meinem bis dahin lieben Kind war ein kontrollierender Tyrann geworden, und als ich das Machtspiel verstand, stieg ich einfach aus.«

In Kliniken habe ich oft Betroffene kennengelernt, deren Eltern sich irgendwann aufgrund der Essstörung getrennt hatten. Jede Leichtigkeit war aus ihrem Leben verschwunden, und letztendlich hatten beide so unterschiedliche Wege gefunden, mit der Krankheit des Kindes umzugehen, dass sie sich gegenseitig kaum noch ertragen konnten. Lang anhaltenden Schaden konnte die Magersucht in der Ehe meiner Eltern nicht anrichten, aber ich kann mich trotzdem an Streitsituationen erinnern, in denen ich es mit der Angst bekam. Wenn mein Vater abends überarbeitet nach Hause kam und in meine toten Augen sah, verkroch er sich am liebsten ins Arbeitszimmer und ging den Momenten mit der Familie gern aus dem Weg. Während meine Mutter den Kontakt zu mir suchte und immer wieder an einen gesunden Anteil in mir appellierte, waren er und meine Schwester fassungslos und teilweise auch wütend. Sie konnten die Beziehung zwischen mir und meiner Mutter nicht verstehen und wollten, dass sie mehr Strenge walten ließ, wenn wir wieder und wieder miteinander diskutierten.

Im Frühjahr 2018 kam mein Vater einmal abends an mein Bett, nachdem ich wieder stundenlang mit meiner Mutter diskutiert hatte.

»Wir müssen akzeptieren, was du tust. Wir müssen es aushalten. Aber wir werden nicht mitmachen«, sagte er. Die Verzweiflung trieb mir die Tränen in die Augen.

»Ich versuche ja, etwas zu ändern. Ihr seht gar nicht, wie ich kämpfe!«

Ob ich damals tatsächlich gekämpft habe, weiß ich heute nicht mehr. Ich wollte kämpfen, so viel ist sicher. Aber ich konnte nicht loslassen, fühlte mich so machtlos und allein.

»Ihr seid raus aus meinem Leben!«, brüllte ich, als meine Mutter ebenfalls in mein Zimmer kam. Wie meine Eltern da an meinem Bett standen, wirkte so bedrohlich auf mich, dass ich nicht anders konnte, als sie wegzustoßen. »Nie mehr! Heiraten, Kinder bekommen, das bekommt ihr alles nicht mit! Ihr seid raus! Ihr werdet schon sehen, irgendwann kommt ihr wieder angekrochen.«

Ich war mir sicher, dass meine Eltern mich aufgegeben hatten, und das tat so verdammt weh.

»Ich kann nicht mehr«, sagte mein Vater nur. »14 Stunden am Tag arbeiten und dann nach Hause kommen und hier so einen Menschen sehen, der nur aus Haut und Knochen besteht.«

Das Einzige, was ich heute dazu sagen kann, ist, dass ich es niemals böse meinte. Ich liebte meine Eltern unendlich, auch an den schlechten Tagen, aber die Essstörung redete mir ein, dass sie mich nicht verstünden. Dabei sagten sie mir oft, dass sie Angst um mich hätten. Verdammt große Angst. Angst davor, dass ich irgendwann nicht mehr aufwachen würde, dass ich nie im normalen Leben ankäme oder körperliche Schäden von der Essstörung davontrüge. Ich sah meine Mutter oft weinen, meinen Vater in Gedanken versunken auf dem Sofa sitzen und hörte meine Schwester mehr als einmal laut schreien, weil sie glaubte, mich damit aus meiner Trance zu erwecken.

»Hör endlich auf mit dem Scheiß! Du machst alles kaputt!« Immer wenn ich meine Familie so sah, fühlte sich ein Teil von mir wie eine Versagerin. Ich war zu schwach, um aufzuhören. Dabei waren es doch meine innere Stärke, meine Disziplin und Willenskraft, die mich immer weiter dazu anstachelten, noch mehr abzunehmen.

Manchmal, wenn mein Vater mich beim Zubereiten einer Mahlzeit beobachtete, schämte ich mich so sehr. Dafür, dass ich alles abwog, jedes Gramm zurücklegte, das mir als zu viel erschien, und in Gedanken genauestens kalkulierte, welchen Kaloriengehalt mein Essen hatte. Ich wollte mich vor meinem Vater niemals schwach zeigen, sondern immer eine Mustertochter sein, auf die er stolz sein konnte. Und trotzdem versagte ich genau in diesem einen Punkt. Dabei hätte er doch allen Grund gehabt, stolz auf mich zu sein, denn schließlich erkrankten an Magersucht besonders intelligente, ehrgeizige und willensstarke Menschen – so dachte ich in meinem von der Krankheit benebelten Hirn zumindest. Oft flüsterte die Stimme in meinem Kopf mir sogar zu, dass meine Eltern ja doch stolz auf mich wären. Auf ihre disziplinierte Tochter, die hungern konnte, während andere sich die Hälse vollstopften. Sie konnten es mir nur nicht sagen, weil sie sich dessen selbst nicht bewusst waren.

Wenn ich heute an die letzten Jahre zurückdenke, möchte ich meine Eltern einfach nur umarmen und ihnen sagen, wie leid es mir tut, dass sie meinetwegen solche Ängste durchmachen mussten.

**Meine Schwester Victoria sagt:**
»Die Stimmung bei uns zu Hause war jeden Tag gedrückt, alle waren gereizt. Regelmäßig erlitt Toni Wutausbrüche,

bei denen einem angst und bange wurde. Diese zehrten zusammen mit ihrer Krankheit so sehr an ihrer Kraft, dass sie immer einschlief und keinen Film bis zum Ende schauen konnte. Meine Mutter saß dann neben ihr auf dem Sofa und weinte. Mehrmals sagte sie mir: ›Das nimmt kein gutes Ende mit Toni. Vielleicht übersteht sie das nicht.‹ An anderen Tagen saßen wir alle vier zusammen und weinten. Keiner wusste, wie es weitergehen sollte und wie wir den mentalen Teufelskreis in Tonis Kopf durchbrechen konnten.«

## DEPRESSIONEN

Wenn der Körper nicht mehr richtig mit Energie versorgt wird, dauert es nicht lange, bis man nicht nur physisch, sondern auch mental ein Wrack ist. Je weniger ich aß, desto schlechter ging es mir psychisch und desto mehr zog ich mich zurück. In meinem Inneren fühlte sich alles leer und einsam an. Mit dem Satz »Ich bin so deprimiert«, der im Alltag gern mal so dahergesagt wird, haben klinische Depressionen ziemlich wenig zu tun. Manchmal macht es mich sogar richtig wütend, dass man diese Krankheit so unterschätzt. Natürlich kennt jeder von uns bedrückende Gefühle, die manchmal über Tage anhalten, dennoch unterscheidet sich diese phasenweise Niedergeschlagenheit um ein Weites von einer krankhaften Depression.

Mittlerweile weiß ich, dass es verschiedene Gründe gibt, warum Menschen Depressionen entwickeln. Manchmal entsteht die Krankheit als Reaktion auf traumatische Ereignisse wie Verlust oder Ablehnung, in anderen Fällen ist die Ursache Überlastung. Natürlich können auch aus der Kindheit stammende Probleme zu Depressionen führen. Eine klinische Depression tritt übrigens oft in Kombination mit anderen psychischen Krankheiten auf. Viele Betroffene von Essstörungen rutschen in eine Depression, weil der Körper durch die Mangelversorgung nicht genug von dem Glückshormon Serotonin herstellen kann. Am Gewicht kann man das übrigens nicht festmachen, denn es liegt schlicht und ergreifend an einem Defizit im Körper, nicht an einer Zahl, die unterschritten wird. Das heißt, jemand, der übergewichtig ist und seine Nahrungszufuhr extrem einschränkt, wird es früher oder später ebenfalls mit depressiven Verstimmungen zu tun bekommen. Genauso gibt es aber auch Fälle, in denen Menschen von der Depression in die Essstörung rutschen. Was bei mir zuerst da war, kann ich nicht genau sagen. Das Ergebnis war allerdings dasselbe: Ich war am Ende.

Ich habe mal gelesen, dass es von Natur aus unmöglich ist, dass ein Mensch sich selbst erstickt. Unser menschlicher Überlebensinstinkt ist so stark, dass wir uns das Kissen vom Gesicht reißen würden, bevor wir wirklich sterben. Bitte probiere das aber nicht zu Hause aus! Ich finde es einfach nur sehr interessant, dass wir Menschen im Normalfall so an unserem Leben hängen, dass wir trotz großen Leides nur »selten« den Entschluss fassen, es wirklich zu beenden. Als mein Papa mich kürzlich nach den Osterfeiertagen zum Bahnhof fuhr, weil ich zurück nach Köln zu meinem Freund wollte, sagte ich zu ihm: »Es geht mir jetzt seit einem Jahr besser, und ich kann mir nicht mehr vorstellen, sterben zu wollen.«

»Sterben?«, fragte mein Vater.

Ich nickte. »Ich weiß noch, wie oft ich im Internet nach Sterbehilfe gesucht und mich gefragt habe, warum ich es nicht einfach beende. Zack, und weg bin ich.«

Einer Therapeutin in der Klinik erklärte ich meine Todessehnsucht als »passive Selbstmordgedanken«. Damit wollte ich sagen, dass ich meinem eigenen Tod gleichgültig gegenüberstand, meinen eigenen Suizid jedoch nicht allein hätte umsetzen können. Oft ging ich sogar über die Straße, ohne nach rechts oder links zu sehen, und dachte, ich überlasse es einfach dem Schicksal, ob ich überlebe oder nicht.

»Mit der Magersucht kann ich leben«, sagte ich öfter zu meiner Mutter, »mit den Depressionen nicht.« In einem WhatsApp-Chat mit meinem damaligen Therapeuten schrieb ich: »Mir geht es seit Tagen so schlimm wie noch nie. Ich will nicht mehr, ich kann nicht mehr. Jeder Tag ist eine Qual. Ich habe schon abends Angst davor, am nächsten Tag wieder aufzuwachen.« Ja, genau so fühlte sich das für mich an. Jeder Tag glich dem anderen.

In jenem Frühjahr sollte mich die Leipziger Buchmesse aufheitern. Dort lernte ich den Verleger meines damals erscheinenden Fantasyromans kennen. Auf der Messe bekam ich jedoch Fieber, und als ich mit dem Zug nach Hause fuhr, war ich nervlich so am Ende, dass ich mich danach zwei Tage lang ins Bett legte und keinen Meter mehr laufen konnte.

Die Depression machte selbst einfache Aktivitäten zu zerreißenden Kraftproben. Einmal ging ich mit meiner Mutter zu Fuß zum Supermarkt, der etwa einen Kilometer von uns zu Hause entfernt war. Auf halber Strecke setzte ich mich auf den Asphalt und brach in Tränen aus. »Ich kann nicht weiterlaufen«, sagte ich zu meiner Mutter. »Lass mich hier sitzen, und ich warte auf dich.« Vollkommen am Ende schleppte ich mich damals schließlich allein zurück nach Hause.

Weil mein Antidepressivum, das ich seit einiger Zeit nahm, nicht mehr wirkte, verschrieb mein Arzt mir ein Neuroleptikum.

Das ist ein Medikament, das eigentlich bei Psychosen eingesetzt wird. Auch wenn ich nicht an Schizophrenie oder Ähnlichem litt, glaubte er, die dämpfende Wirkung des Antipsychotikums könnte mir helfen. Es sollte »den Wahnsinn« ein bisschen aus meinem Kopf treiben und mir helfen, mich von meinem Erfolgszwang zu lösen, indem es die manischen Zustände ausglich und mich beruhigte.

Die ersten Tage mit dem neuen Medikament waren unglaublich. Seit Wochen hatte ich zum ersten Mal Energie. Es war, als hätte mich jemand unter Drogen gesetzt. Ich lag nächtelang wach, weil ich absolut nicht mehr müde war, und verspürte zum ersten Mal wieder den Tatendrang, der mir durch die Depressionen komplett verloren gegangen war.

Doch nach ein paar Tagen nahm die Wirkung des Mittels sogar noch zu, und die neu gewonnene Energie verwandelte sich in eine vollkommene motorische Ruhelosigkeit. Ich konnte nicht mehr sitzen und fing an zu zittern, wenn es dunkel wurde, weil ich mich so vor der Stille und Tatenlosigkeit der Nacht fürchtete. Außerdem spürte ich eine übersteigerte Angst. Es war, als habe ich keine Kontrolle über irgendwas von dem, was ich tat. Ein Abend war schließlich so schrecklich, dass meine Mutter mit mir im Auto durch die Straßen fahren musste, da ich die Stille im Haus nicht aushielt. Nachdem ich ein paar Tage später wieder für eine Nacht als Krisenfall in der Kinder- und Jugendpsychiatrie landete, setzte ich das Medikament auf eigene Verantwortung ab und ließ mir ein neues Antidepressivum verschreiben.

Während dieser Zeit schrieb ich übrigens meine Vorabiturklausuren, denn trotz meiner vielen Fehlstunden nahm ich an allen schulischen Prüfungen teil. Weil ich nicht still sitzen konnte, bekam ich davor beruhigende Tabletten, musste die

Klausuren aber trotzdem vorzeitig beenden, weil jedes Mal die Sitzunruhe zu groß wurde. Ich hatte wirklich wahnsinniges Glück, dass ich den Schulstoff so schnell verstand. Klar waren meine Noten nicht vergleichbar mit den Leistungen, die ich in gesundem Zustand hätte erbringen können, aber die meisten Klausuren bestand ich. Und das war für mich das Einzige, was zählte.

Kürzlich erklärte eine Freundin, die ebenfalls unter Depressionen leidet, mir ihre Krankheit so: »Es fühlt sich an, als verlange jemand von dir, hundert Kilometer zu laufen, einfach so, ohne Grund. Und wenn du am Ziel angekommen bist, erwartet dich – nichts!« Diese Worte beschreiben in meinen Augen nur zu gut, wie es sich anfühlt, mit einer Depression zu leben. Man braucht keinen Grund, um sich leer und innerlich zerfressen zu fühlen. In den Monaten, in denen meine Depression am schlimmsten war, nahm ich das Leben um mich herum wahr wie durch eine Scheibe. Wenn Menschen sprachen, konnte ich sie zwar hören, ihre Stimmen drangen an mein Ohr, doch was sie sagten, kam nicht bei mir an.

Währenddessen waren meine Mitschüler mit Lernen beschäftigt und machten Pläne für ihre Zukunft. Die Mädchen kauften ihr Abiballkleid. Mir hingegen fehlte sogar die Kraft, um überhaupt in die Schule zu gehen. Dabei war mein Gewicht nicht mal besorgniserregend niedrig. Aber niemand ahnte, dass in mir drin alles schwarz und leer war. An den Tagen, an denen ich es doch in den Unterricht schaffte, sahen meine Mitschüler mich oft verärgert an, weil sie nicht verstanden, was in mir vorging. Das kann ich sogar nachvollziehen. Tag für Tag quälten sie sich durch den Schulalltag, während ich zu Hause in meinem Zimmer saß und *Gossip Girl* schaute, mit meiner Mutter einkaufen ging oder einfach nur aus dem Fenster starrte.

Depressionen kann man nicht sehen. Tatsächlich sind viele Betroffene verdammt gut darin, nach außen hin ein glückliches Gesicht zu zeigen. Niemand hat damals gemerkt, wie es wirklich in mir aussah. Niemand, den ich nicht wissen lassen wollte, wie es um mich stand. Wenn meine Mitschüler damals versuchten, sich mit mir zu unterhalten, hörte ich nur Rauschen. Es war, als würden sie eine andere Sprache sprechen. Viele Leute glauben, man könne Menschen mit Depressionen ablenken oder aufheitern. Und ja, es ist in der Tat wichtig, dass Freunde und Verwandte für einen da sind. Aber leichtfertige Witze oder ein »Das wird schon wieder« waren in dieser Zeit für mich noch viel schlimmer als einfaches Schweigen. Diese Kommentare führten dazu, dass ich mich nicht ernst genommen und völlig einsam in meiner Welt fühlte.

## EXKURS: PSYCHOPHARMAKA – FLUCH ODER SEGEN?

Mein Psychiater Dr. med. Gosciniak erklärt:

**Was genau sind Psychopharmaka?**

*Psychopharmaka sind Medikamente, die bei der Behandlung von psychischen Krankheiten zum Einsatz kommen. Der Begriff kommt aus dem Altgriechischen und bedeutet übersetzt Seele (=* psychḗ*) und Arzneimittel (=* phármakon*). In die Gruppe der Psychopharmaka gehören unter anderem die Antidepressiva, die vorwiegend bei Depressionen eingesetzt werden.*

**Helfen Antidepressiva bei Essstörungen?**

*Die Essstörung selbst kann mit keinem Psychopharmakon behandelt werden. Allerdings kommt es bei der Erkrankung häufig zu Begleiterkrankungen. Beispielsweise leiden viele Betroffene von Magersucht und Bulimie an Depressionen, weil der Körper durch die Mangelernährung seine Hormone nicht mehr ausreichend gut regulieren kann. Dann kann es sinnvoll sein, den Leidensdruck zu senken, indem man mit Antidepressiva zumindest die Symptome der Depression dämpft. Antidepressiva können die Stimmung aufhellen und gegen Antriebslosigkeit helfen.*

*Dennoch ist es wichtig, dass die Behandlung mit Antidepressiva kein Ersatz für eine Psychotherapie darstellt, sondern lediglich als Ergänzung dient. Statistiken zeigen, dass eine Kombination aus beiden Behandlungen (medikamentös und psychotherapeutisch) die besten Erfolge erzielt.*

**Was genau machen Antidepressiva im Körper?**

*Es gibt verschiedene Wirkmechanismen. Bei den meisten Menschen wird auf die selektiven Serotonin-Wiederaufnahmehemmer (kurz SSRI) zurückgegriffen. Diese Antidepressiva verhindern den Rücktransport des Neurotransmitters Serotonin im Gehirn. Dadurch bleibt mehr von dem Botenstoff im synaptischen Spalt. Bei einem gesunden Menschen würden die Botenstoffe schneller abgebaut werden.*

*Wichtig zu wissen ist, dass die SSRI erst nach mindestens zwei bis drei Wochen wirken und es vor allem am Anfang zu Nebenwirkungen kommen kann, die häufig erst mit der Zeit zurückgehen.*

**Haben Antidepressiva viele Nebenwirkungen und machen sie auch süchtig?**

*Nebenwirkungen unterscheiden sich von Patient zu Patient und treten nur während der Einnahme auf. Das heißt, dass keine langfristigen Nebenwirkungen bekannt sind. Auch die möglichen Begleiterscheinungen sind abhängig von dem Präparat, das eingenommen wird. Die am häufigsten genannten Nebenwirkungen sind Schläfrigkeit, Schwitzen, Appetitmangel oder Gewichtszunahme und auch Libidoverlust beziehungsweise sexuelle Dysfunktionen.*

*Antidepressiva machen nicht abhängig. Patienten sollten dennoch die Einnahme nur in Absprache mit dem Arzt beenden und das Präparat langsam ausschleichen, damit der Körper nicht mit Gegenregulation reagiert. Nach dem Absetzen eines Antidepressivums kann es allerdings wieder zu einem Rückfall in die Symptomatik kommen. Das liegt daran, dass das Medikament nicht alle Depressionen heilen kann und die Rückfallgefahr sehr groß ist. Deshalb ist es so wichtig, zusätzlich psychotherapeutische Hilfe in Anspruch zu nehmen.*

## ALLEIN UNTER VIELEN

Mein sozialer Rückzug während der Magersucht fing damit an, dass ich meine Mutter fragte, ob sie mich in Zukunft öfter von der Schule abholen könne. In den vorigen Jahren hatte ich ihr das streng verboten, weil ich am Nachmittag zusammen mit meinen Freundinnen in der Bahn nach Hause fahren wollte.

Aber alltägliche Gewohnheiten wie Straßenbahn fahren und normale Gespräche mit meinen Freundinnen führen kosteten mittlerweile einfach zu viel Kraft. Ich fühlte mich zu antriebslos und gedanklich abwesend, um den Unterhaltungen zu folgen. Es war, als hätte ich den Menschen um mich herum nichts mehr zu sagen.

Bald darauf hörte ich auf, mich zu verabreden, antwortete nicht mehr auf Nachrichten oder saß bei den Geburtstagen, von denen meine Mutter mich immer als Erste abholen musste, nur teilnahmslos in der Ecke. Damals nahm ich das gar nicht so genau wahr, denn ich war so in meiner eigenen Welt versunken, dass es mir so vorkam, als hätte ich gar keine Zeit mehr für meine Freunde. Ich glaubte, meine soziale Isolation sei eine freie Entscheidung, die ich getroffen hatte, um mich mit wichtigeren Dingen zu beschäftigen: mit dem Sinn meiner Existenz und dem Leben an sich. Das Verrückte ist, dass ich bis zuletzt glaubte, alle anderen hätten sich verändert und nicht ich mich. Die Gespräche, die meine Mitschüler führten, kamen mir meistens oberflächlich vor, und an Aktivitäten wollte ich nicht teilnehmen, denn diese waren mir zu anstrengend.

Erst vor ein paar Wochen stieß ich beim Aufräumen meiner Laptopfestplatte auf ein Video. Dieses hatte ich nach meinem Abiball abends im Badezimmer als Erinnerung aufgenommen, aber seitdem nie mehr angesehen. »Ich wünschte, ich könnte jetzt einfach 17 sein. Obwohl ich nie 15 oder 16 gewesen bin«, sage ich dort in meine Handykamera. Ob ein Außenstehender verstehen kann, wie ich diesen Satz damals gemeint habe? Als ich an diesem Abend auf dem geschlossenen Toilettendeckel saß und mich selbst filmte, trauerte ich zum ersten Mal um meine verlorene Jugend. Klassenfahrten, Schulausflüge, Partys ... Selbst an der Mottowoche vorm Abitur hatte ich nicht teilgenommen. Als meine Mutter mit mir ein Kleid für meinen Abschlussball kaufen gehen wollte, verkündete ich ihr, mir sei das Ganze komplett egal und ich würde einfach ein Kleid von ihr tragen. Thema abgehakt. Und während meine Mitschülerinnen sich schon Wochen im Voraus Gedanken um ihre Frisur machten, lag ich jeden Abend in Embryostellung auf dem Sofa und schlief spätestens um zwanzig Uhr vor dem Fernseher ein.

»Anders« ist ein Wort, das mir einfällt, wenn ich beschreiben soll, wie ich mich im Vergleich zu den anderen selbst wahrnahm. Immer anders. Ich denke anders als die anderen. Ich fühle anders als die anderen. Ich bin anders als die anderen. Und weil ich so anders war, gab ich vor, keine Zeit zu haben, wenn meine Freundinnen sich mit mir verabreden wollten, und erfand Geschichten von nicht existierenden Terminen. Ich hatte das Gefühl, niemand auf dieser Welt verstand mich.

Heute denke ich, das Gefährliche am sozialen Rückzug ist, dass er oftmals nicht nur eine Phase darstellt, sondern in einen Teufelskreis führt.

»Was denkst du?«, fragte ich vor ein paar Wochen meine Freundin Tabita aus der Klinik. »Was kam zuerst? Die Depression, die Essstörung oder der soziale Rückzug?«

Tabita musste nicht lange überlegen: »Das geht alles Hand in Hand. Bist du depressiv, ziehst du dich zurück. Der Verlust von Lebensfreude stärkt auch die Essstörung. Je schwächer du wirst, desto mehr verlierst du den Spaß daran rauszugehen. Das hat keinen Anfang und kein Ende.«

Während meiner akuten Zeit mit der Magersucht hielt ich besonders die Menschen auf Distanz, mit denen Verabredungen anstrengend waren. Denn es gab bestimmte Personen, von denen ich immer als gesund wahrgenommen werden wollte. So war ich bis vor Kurzem fest davon überzeugt, meine Cousine Juli habe von meiner Krankheit gar nicht wirklich etwas mitbekommen. Manchmal fielen zwar Worte wie »Klinik« und »Therapie«, aber ich benutzte nie Ausdrücke wie »Magersucht« und »Essstörung«. Vor Juli gab ich mir außerdem große Mühe, immer normal zu essen. Gleich verhielt es sich mit meinen Freunden aus der Kindheit, vor denen ich bis zuletzt nicht eingestehen wollte, wirklich ernsthaft krank zu sein.

**Meine Cousine Juli sagt:**
»Ich befand mich in einem brutalen Dilemma. Am liebsten hätte ich Toni angeschrien: ›Du bringst dich um! Wenn du nicht damit aufhörst, bist du bald vielleicht nicht mehr da.‹ Ich wollte sie schocken und zum Nachdenken bringen. Andererseits hatte ich Angst, sie damit von mir wegzustoßen. Dann hätte ich gar keinen Zugang mehr zu ihr. Die Magersucht stand zwischen uns wie eine Wand. Ich bemühte mich, lustige Dinge mit Toni zu unternehmen, um ihr glückliche Momente zu schenken. Häufig sagte sie aber kurzfristig ab, und ich war hin- und hergerissen: Sollte ich ihre Entscheidung respektieren oder sie zu ihrem Glück zwingen?«

Besonders hart auszuhalten war meine körperliche Schwäche in der Schule. Als Schülerin hat man eben wenige Fluchtmöglichkeiten und wird zusätzlich auch noch nach seinem Engagement bewertet. Als ich nach der neunten Klasse auf ein Mädchengymnasium wechselte, sollte für mich ein neuer Lebensabschnitt beginnen, doch, um ehrlich zu sein, fiel es mir unfassbar schwer, mich auf Gespräche mit meinen neuen Mitschülerinnen einzulassen. Häufig ging es um typische Mädchenthemen wie Beziehungen und Sex, Partys und Alkohol.

Weil meine Mitschülerinnen durch meine Klinikaufenthalte natürlich ahnten, dass bei mir etwas nicht stimmte, und meine Lehrer sowieso Bescheid wussten, hatte ich den Drang, meine Krankheit in der Schule besonders auszuleben. Ich wollte den anderen zeigen, dass ich nicht ohne Grund dem Unterricht fernblieb oder Extrabehandlungen kassierte. Klassenfahrten, auf die ich als Kind immer hingefiebert hatte, wurden zu meinem absoluten Albtraum. Als wir mit dem Deutsch-Leistungskurs in der elften Klasse nach Wien fuhren, ernährte ich mich von Flüssignahrung aus der Apotheke oder aß in Absprache mit den Lehrern abseits meiner Mitschüler. Längere Treffen oder Gruppenaufgaben auf anderen Kursfahrten musste ich oft unterbrechen, um auf meinem Zimmer zu schlafen.

Dennoch konnte ich mit niemandem offen reden, da war ich mir sicher. Wer sollte all diese widersprüchlichen Gedanken denn auch verstehen? Meine Schwester fragte mich zum Beispiel oft: »Vermisst du Schokolade nicht?« Ich konnte diese Frage lange nicht beantworten. Es war nicht so, dass ich Schokolade nicht lecker fand, ich wäre einfach nie auf die Idee gekommen, sie freiwillig zu essen. Wenn ich genau darüber nachdenke, kann ich heute mit Sicherheit sagen: Das Schlimmste an der Anorexie sind nicht die Einschränkungen und der fehlende Genuss beim Essen. Viel schlimmer war, dass ich mich fünf Jahre meines Lebens jeden Tag einsam fühlte.

**Meine Schwester Victoria sagt:**
»Im Urlaub lernte ich einen Jungen kennen. Sein zweiter Satz zu mir war: ›Du bist doch die Schwester von diesem dünnen Mädchen, das auf dem Schiff immer rumläuft, oder? Ist deine Schwester eigentlich krank?‹ Ich dachte mir: Das kann doch nicht wahr sein! Toni und ihre Krankheit sind überall.«

**Wie kann ich Betroffenen helfen?**
Meine Mutter und mein Vater fragten mich früher bei Familiengesprächen oft: »Wie sollen wir uns verhalten?« Ich wünschte, ich hätte darauf eine gute Antwort, aber ich muss dich leider enttäuschen: Außenstehende können bei der Krankheit nur wenig tun. Jemand, der an einer

Essstörung erkrankt ist, muss in erster Linie selbst gesund werden wollen und darf die Verantwortung nicht an andere abgeben. Man erreicht rein gar nichts, wenn man gegen den Willen des Notleidenden arbeitet. Ganz im Gegenteil: Die meisten Erkrankten, so wie auch ich damals, reagieren eher mit Aggression und stoßen diejenigen von sich weg, die ihnen helfen wollen.

Ein wichtiger Grundsatz ist: Wenn du jemanden kennst, der unter einer psychischen Krankheit leidet, versuch nicht, selbst zu therapieren! Ich weiß, es ist verlockend, der besten Freundin oder dem Freund Ratschläge zu geben. Kürzlich hat meine Therapeutin mir erzählt, sie habe mal einen Patienten gehabt, der sich jahrelang in seiner Wohnung verbarrikadiert hatte, weil er Angst davor hatte, seine eigenen vier Wände zu verlassen. Dass der junge Mann nicht verhungerte, verdankte er seinem besten Freund, der ihn jeden Tag über den Balkon mit Lebensmitteln versorgte. Was dieser Freund eigentlich tun wollte, war, seinem Freund in der Not zu helfen. Er sah nicht, dass er ihn damit in seiner Krankheit unterstützte und davon abhielt, sich endlich professionelle Hilfe zu suchen. Das heißt natürlich nicht, dass du dich komplett zurückziehen sollst. Es ist wichtig, vor allem in Notsituationen für seine Lieben da zu sein – helfen müssen sie sich letztendlich aber selbst.

Ein anderer wichtiger Punkt: Wenn du als Außenstehender mit einer essgestörten Person über ihre Erkrankung sprechen willst, vermeide auf jeden Fall das Thema »Körper«. Denn Betroffene von Essstörungen nehmen Sätze wie »Aber du siehst jetzt doch gut aus« völlig anders auf, als du sie meinst. Solche Äußerungen können Erkrankten großen Stress bereiten, weil sie sich fürchten, diesen Zustand nicht aufrechterhalten zu können. »Ich mag dich so, wie du bist. Und dabei ist mir dein Gewicht vollkommen egal. Du bist mir als Mensch wichtig« klingt da schon viel besser. Das Wichtigste für mich persönlich war das Gefühl, in meinem Leid gesehen und ernst genommen, aber dennoch nicht darauf reduziert zu werden.

## LET'S TALK ABOUT SEX

Weil ich mittlerweile kein Kind mehr, sondern eine junge erwachsene Frau bin, spreche ich hier jetzt ganz offen über Sex. Ist doch nichts dabei, wenn das hier nicht nur meine Eltern, sondern vielleicht auch Lehrer von früher, Nachbarn oder ehemalige Mitschüler lesen. Genau darum geht es nämlich: Während meiner Zeit mit der Magersucht empfand ich unglaublich viel Scham.

Und das, obwohl ich als Kind ziemlich offen mit dem Thema »Sexualität« umging. Na ja, so offen, wie es halt in unserer Gesellschaft üblich ist. Ich weiß, dass mich Doktorspiele brennend interessierten, ich sehr experimentierfreudig meinem eigenen Körper gegenüber war und ich mich am Anfang der Pubertät wahrscheinlich genau so verhielt, wie es sich für eine Zwölfjährige gehörte: Ich war neugierig.

Ich weiß auch noch, dass ich irgendwann in der Grundschule nach dem Sexualkundeunterricht meine Mutter fragte, in welchem Alter es eigentlich normal sei, das erste Mal Sex zu haben. »Das ist ganz verschieden«, antwortete sie. »Irgendwann, wenn man einen Menschen trifft, den man liebt, fühlt man sich dazu bereit. Das dauert bei dir aber noch.« Damals wollte ich nicht weiter nachfragen, weil es mir peinlich war, darüber zu reden, aber ihre Antwort befriedigte mich nicht wirklich. Ich konnte überhaupt nicht einschätzen, wann dieses berüchtigte erste Mal passieren sollte. Mit 12, mit 17 oder mit 25? Das Thema »Liebe« interessierte mich. Wann werde ich das erste Mal richtig geküsst? Und wann gehe ich zum ersten Mal Hand in Hand mit meinem ersten Freund durch die Stadt? All diese Fragen stellte ich mir.

Ich wünschte, ich könnte heute sagen, dass Sexualität etwas ganz Natürliches für mich ist und ich meinen Körper und all die wundervollen Gefühle, die er mir beschert, aus ganzem Herzen liebe. Doch das kann ich nicht. Obwohl ich rational betrachtet genau weiß, dass Sex heutzutage für eine junge Frau wie mich kein Tabu mehr sein sollte, hatte ich bis vor einem Jahr noch Probleme, Worte wie »Sex«, »Penis« oder »Vagina« auch nur auszusprechen.

Von dem Monat an, in dem ich mit dem Abnehmen anfing, blieb meine Periode sofort aus. Das ist ziemlich ungewöhnlich, aber da ich auch schon vor der Krankheit relativ schmal war, schaltete mein Körper vermutlich sofort auf Sparflamme. Bei unzureichender Nahrungsaufnahme oder auch bei einem geringen Körperfettanteil bleibt die Menstruation bei Frauen und Mädchen aus, das ist ganz normal. Wenn das über drei Monate hinweg passiert, nennt man das im Fachjargon übrigens Amenorrhö. Bei mir hielt dieser Zustand mehr als fünf Jahre an. Mein Körper schaltete in den Überlebensmodus und produzierte die für das Aufrechterhalten des Zyklus notwendigen Hormone nicht mehr. Schließlich wäre es, rein biologisch gesehen, auch eine absolute Katastrophe gewesen, in diesem Zustand der Unterversorgung ein Baby zu bekommen.

Eine Reaktion, die ich oft erlebt habe, wenn ich anderen Mädels von dieser langen Zeit erzählte, in der ich meine Tage nicht bekam, war tatsächlich: »Wow, krass, du Glückliche! Fünf Jahre keine Unterleibsschmerzen und nervige Tampons!« Ja, genau ... Und fünf Jahre das Leben auf dem emotionalen Stand einer Zehnjährigen führen. So beschrieb mich Dr. Kiesberg irgendwann mal in einer Therapiesitzung. Unsere Hormone wirken sich nämlich auch auf unser Verhalten und unsere Stimmung aus. Das Ausbleiben meiner Regel bedeutete also nicht nur, dass ich keine Ahnung hatte, wie sich Unterleibsschmerzen noch mal anfühlten, und komplett vergaß, wie das eigentlich war, einmal im Monat untenrum zu bluten. Nein, mit der fehlenden Periode verschwand auch mein sexuelles Interesse.

Ich weiß noch, dass ich mit dem Ausbleiben meiner Menstruation schlagartig damit aufhörte, mich selbst zu befriedigen, und keinerlei Gedanken mehr an Jungs verschwendete. Jeglicher Gedanke an körperliche Nähe zum anderen Geschlecht löste Ablehnung oder sogar Ekel in mir aus. Mir vorzustellen, von einem Jungen oder Mann nackt gesehen oder gar berührt zu werden, erfüllte mich mit Scham. Es kam mir so abstoßend und realitätsfern vor, wie es das vermutlich für ein Grundschulkind ist. Es war, als habe die Magersucht mir mit einem Mal alle menschlichen Grundbedürfnisse geraubt. Während meiner essgestörten Zeit war »Sexualität« eines der Themen, die mich am meisten von Gleichaltrigen distanzierten. Die Erfahrungen der anderen waren für mich null nachvollziehbar, und der gefühlsmäßige Abstand zwischen mir und ihnen wuchs stetig.

Als Kind hatte ich immer davon geträumt, meinen ersten Kuss jemandem zu schenken, in den ich Hals über Kopf verliebt war. Das funktionierte letztendlich nicht ganz so gut. Dass ich sozial komplett zurückgezogen lebte, half da nicht im Geringsten. Meinen ersten Kuss verdankte ich von daher einem der wenigen Abende, an denen es meine Schwester schaffte, mich vor die Tür zu locken und mit in einen Club zu schleppen. Es war ein seltsames Gefühl, mich auf der Tanzfläche von einem Fremden an der Hüfte berühren zu lassen und seine Lippen auf meinem Mund zu spüren, aber für einen Moment fühlte es sich auch so an, als sei irgendetwas an mir attraktiv und anziehend. Ich empfand plötzlich etwas, was ich bis hierhin vielleicht übersehen hatte. Und das wollte ich bewahren. Also versuchte ich, die Hände des Typen, mit dem ich tanzte, ja nicht von mir abzuschütteln. Nur diesen einen Abend, sagte ich mir damals, diesen einen Abend bin ich 17!

Heute weiß ich, dass die Magersucht mir viel mehr genommen hat als diesen ersten Kuss, den wahrscheinlich sechzig Prozent aller Jugendlichen im betrunkenen Zustand erleben. Sie nahm mir jegliche Fähigkeit, für einen anderen Menschen überhaupt tiefe Zuneigung empfinden zu können.

## IM LEID VERBUNDEN

Vor allem zu Beginn ihrer Krankheit tauschen sich Essgestörte oft mit anderen Betroffenen im Internet aus. Auch ich stieß damals in meinem Umfeld auf so viel Unverständnis, dass ich mich danach sehnte, mit jemandem zu reden, der meine Gedanken verstand. In den meisten Berichten, die man über Essstörungen hört, wird in diesem Zusammenhang vor Pro-Ana-Gruppen gewarnt. Anhänger von Pro-Ana personifizieren die Anorexie und verherrlichen die Essstörung als ihre einzig wahre Freundin. Die Idealisierung der Krankheit treibt Betroffene immer weiter in ihr essgestörtes Denken hinein. An dieser Stelle möchte ich jedoch auf einen anderen

Onlinetrend eingehen, der für mich lange Zeit mit viel mehr Druck als die Pro-Ana-Bewegung verbunden war – und zwar sogenannte Recovery-Seiten auf Instagram.

Auf diesen Accounts bloggen Betroffene ausführlich über ihre Krankheit und nehmen ihre Follower mit durch ihren Alltag als Essgestörte. Auch ich fing damals irgendwann an, online über meine Krankheit zu posten, meine Gefühle niederzuschreiben und mich mit anderen Betroffenen auszutauschen. Wenn man als Teenager das Gefühl hat, im echten Leben allein zu sein, ist das Internet unheimlich verlockend. In meinen Tiefphasen konnte ich mich mit den »normalen« Sorgen von Jugendlichen wie schlechten Schulnoten, Zoff mit der besten Freundin oder dem Wunsch nach einer neuen Handtasche einfach null identifizieren. Das war einer der Hauptgründe, warum ich mich von den anderen essgestörten Mädels auf Instagram so verstanden fühlte: Sie wussten, was ich fühlte, und hatten genau die gleichen Ängste wie ich.

Heute weiß ich, wie gefährlich diese Online-Community sein kann. Während ich auf Instagram über meine Essstörung schrieb, fürchtete ich mich unterbewusst die ganze Zeit davor, all meine Follower und neuen »Freunde« zu verlieren, wenn ich wieder gesund würde. Schließlich verbände uns dann nichts mehr. Außerdem gab mir der Kontakt mit anderen Betroffenen mehr und mehr das Gefühl, meine kranken Gedanken seien »normal« und damit quasi »in Ordnung«. Wenn ich heute durch die Accounts scrolle, die sich als »Recovery-Seiten« bezeichnen, bin ich einfach nur fassungslos. In meinen schwersten Zeiten erschien mir die Community auf Instagram wie die einzig wahre Realität – eine Realität, in der es selbstverständlich war, *fear foods* zu besitzen, Konversationen mit der als Ana personifizierten Magersucht zu führen und unter eigene

Körperbilder zu schreiben, wie ekelhaft dick und widerwärtig man sich doch fand.

Meine Cousine hat kürzlich ein YouTube-Video veröffentlicht, in dem es um eine positive Lebenseinstellung geht. Darin erklärt Juli, dass wir uns häufig mit Menschen umgeben, die uns ähnlich sind. Sie vertritt in dem Video die Theorie, wir selbst seien vom Charakter her meist der Durchschnitt der fünf engsten Personen aus unserem Umfeld. In diesem Zusammenhang nennt sie positive Menschen »Sonnenstrahlen« – also Personen, die einen guten Einfluss auf uns haben und in deren Gesellschaft wir uns zufriedener und dankbarer fühlen. Wie sieht es dann aber mit negativen Menschen in unserem Leben aus? Natürlich ziehen sie unsere Laune nach unten, wenn wir viel Zeit mit ihnen verbringen. Da sowohl in der Recovery-Szene auf Instagram als auch unter Essgestörten im echten Leben unvermeidlich eine depressive Stimmung herrscht, heißt das in logischer Konsequenz, dass ihre Gesellschaft zwangsläufig einen negativen Einfluss auf uns nehmen wird.

Dass sogar Firmen die Reichweite psychisch kranker Menschen ausnutzen, um für Fitnessnahrung oder *low-calorie foods* Werbung zu machen, finde ich darüber hinaus aus mehreren Gründen pervers. Erst mal stecken die Abonnenten solcher Seiten meist selbst tief in ihrer Krankheit. Ihnen Proteinriegel und kalorienfreie Soßen zu verkaufen, ist nicht nur egoistisch, sondern auch extrem gefährlich für die Betroffenen selbst. Für die Betreiberin oder den Betreiber des Accounts stellen Kooperationen außerdem einen sekundären Krankheitsgewinn dar. Soll heißen: Die Betroffenen profitieren von ihrer Erkrankung, indem sie durch Werbung Geld verdienen können. Dadurch werden sie nicht gerade dazu motiviert, wieder gesund zu werden. Allgemein sollte Essgestörten in meinen

Augen nicht das Label »Influencer« auf die Stirn geklebt werden – sie richten damit nur Schaden an.

Selbst heute, wo ich keinerlei Probleme mehr mit dem Essen habe, bekomme ich von anderen Betroffenen auf Instagram oft die Frage gestellt, ob ich auch genug esse. Früher war das noch viel schlimmer, und diese Kontrolle nervte mich total. Für Außenstehende klingt es vielleicht so, als hätten sich die anderen einfach Sorgen um mich gemacht. Mir als Essgestörte wurde allerdings schnell klar, dass sich hinter der vermeintlichen Sorge der anderen Betroffenen krankhafter Egoismus verbarg. Sie hatten einfach eine fanatische Angst davor, ein anderer könnte dünner sein als sie selbst. Auch ich habe mich oft dabei erwischt, andere zu warnen und zurechtzuweisen, wenn sie abgenommen hatten. Dass diese Mädchen und Jungen auf dem besten Weg waren, noch tiefer in ihre Essstörung zu rutschen, war mir längst nicht so wichtig wie meine Angst davor, dass sie mir eventuell in der Magersucht Konkurrenz machen könnten. Klar, manchmal spielte tatsächlich echte Sorge mit. Natürlich möchte man für Freunde in Not da sein, aber in diesem Fall gilt: Ein Gelähmter kann einen Blinden nicht führen.

Um endlich gesund zu werden, musste ich mich schließlich von dieser Community distanzieren. Das war ganz schön hart. Bei meinen Klinikaufenthalten traf ich oft Mädchen, die mir sehr ans Herz wuchsen. Teilweise wurden wir zu engen Freunden, und auf Abstand zu ihnen zu gehen, fühlte sich schrecklich an. Aber ihre Tipps, Ratschläge und Komplimente, die oft in Social-Media-Kommentaren verteilt wurden, kamen einfach nicht bei mir an. Jedes »Du machst das toll, weiter so« machte mich nur unglaublich wütend. Wütend, weil ich wusste, dass die Person, die den Kommentar geschrieben hatte, selbst nicht besser war als ich. Die wollen mich nur mästen, dachte ich. Die wollen, dass ich dicker bin als sie!

Wie soll man sich auch von jemandem helfen lassen, der sich selbst noch nicht geholfen hat? Eine abgemagerte Magersuchtpatientin wird niemals jemanden zum Essen motivieren können, solange sie selbst vom Hungern noch einen Kick bekommt. Heute weiß ich, dass man Menschen am besten helfen kann, indem man ihnen ein Vorbild ist. Und was macht eine Person zum Vorbild? Sie geht mit gutem Beispiel voran und weist uns die Richtung. Wir wollen uns mir ihr identifizieren und versuchen, ihr Verhalten nachzumachen. Über einen guten Gedanken hierzu bin ich in dem Buch *Panikattacken und andere Angststörungen loswerden* von Klaus Bernhard gestolpert. »Den Rat, wie etwas zu tun oder zu lassen ist, hole ich mir persönlich nur noch von jemandem, der bereits da ist, wo ich auch gerne hinwill«, schreibt der Autor darin. »Lebt dieser Mensch das Leben, das Sie auch gerne führen würden? Falls nicht, hören Sie ihm nicht weiter zu, denn er weiß ganz offensichtlich selbst nicht, wie es geht.«[4]

## FLUCHT IN DIE VERGANGENHEIT

Vor ein paar Tagen habe ich auf YouTube ein Video hochgeladen, dem ich den Titel »Weihnachtskummer« verpasste. Ich habe darin über ein bestimmtes Gefühl gesprochen, das ich auch noch sehr gut aus meiner akuten Magersuchtzeit kenne: die Nostalgie. In vielen Phasen meiner Krankheit floh ich gedanklich in die Vergangenheit zurück. So musste ich mich nicht mit den Gefühlen aus dem Hier und Jetzt auseinandersetzen. Mich an das Gefühl der Sicherheit in meiner Kindheit zu erinnern, war für mich jahrelang ein Ausweg aus angstbesetzten Situationen.

Ich versuchte auch häufig, Begebenheiten aus meiner Kindheit nachzustellen. Aus dem Wunsch, gedanklich in meine vermeintlich sichere Vergangenheit zu fliehen, entwickelte sich ein richtiger Zwang, der meinen gesamten Alltag bestimmte. Ich ging nur in die Supermärkte, in denen ich früher mit meiner Mutter eingekauft hatte, sah mir liebend gern die alten Serien an, die früher mal bei KiKA im Abendprogramm gelaufen waren, und wünschte mir nichts sehnlicher, als einfach zurück in mein altes Leben schlüpfen zu können. Ich war überzeugt, dass in meiner Kindheit alles perfekt gewesen war.

In den Jahren, in denen ich an der Magersucht litt, freute ich mich immer riesig auf Weihnachten. Ich wiederholte eins zu eins alle Rituale aus meiner Kindheit und ließ keine Veränderungen zu. Oft kostete das mich nicht nur meine Nerven, sondern meine Familie auch die ihrigen. Kompromisse waren nicht erlaubt, denn ich brauchte das Gefühl der Sicherheit, das die Rituale mir gaben.

Dr. Kiesberg sagte mir einmal, dass Gewohnheiten biologisch gesehen äußerst sinnvoll für uns Menschen seien, denn wenn etwas sich als gut für uns herausstellte, wiederholten wir es und sicherten damit unser Überleben. Auf meine Essstörung übertragen bedeutete das allerdings auch, dass ich unbedingt an meinem kindlichen Körper festhalten wollte, da dieser mir immer Schutz und Sicherheit versprochen hatte. Als Kind wird man von seinen Eltern beschützt – als Erwachsene nicht mehr. Deshalb wollte ich nicht zunehmen und zur Frau werden. Während andere in meinem Alter also mitten in der Pubertät steckten, trank ich Sojamilch aus einer Babyflasche und kaufte meine Kleidung in der Kinderabteilung. Ernsthaft! Ich besorgte mir die neuesten *Bibi Blocksberg*-Hörspiele und verabredete mich mit meiner jüngeren Cousine bei meiner Oma, damit wir dort die gleichen Dinge machen konnten wie damals in unserer Kindheit.

Fühlte sich etwas nicht ganz genauso an wie früher, verursachte das in mir ein gigantisches Stressgefühl. Dass der Joghurt aus meiner Kindheit mir gar nicht mehr so gut schmeckte wie damals und die Spiele, die ich mit meiner Cousine gespielt hatte, mittlerweile langweilig geworden waren, versuchte ich so gut wie möglich zu ignorieren. Trotzdem fühlte sich das Festhalten an der Vergangenheit oft anstrengend und ernüchternd an.

Ich weiß nicht, wie es dir geht, aber ich habe die Eigenschaft, Dinge, die in meiner Vergangenheit schiefgelaufen sind, komplett zu verdrängen. So erinnere ich mich manchmal an Momente aus meiner Kindheit und sehne mich nach Gefühlen, die es nie gegeben hat. In meiner Erinnerung habe ich die meisten Erlebnisse völlig idealisiert. Denn aus irgendeinem Grund speichere ich in meinem Kopf sogar die Ereignisse als aufregend, positiv und schön ab, die ich im Moment des Erlebens gar nicht so wahrgenommen habe. Selbst zu meinen Klinikaufenthalten sehne ich mich oft zurück, obwohl diese allesamt anstrengend und belastend waren. Vielleicht versucht unser Gehirn, uns mit diesem Trick vor weniger schönen Erinnerungen zu schützen. Unser Kopf macht uns vor, alles sei halb so wild gewesen.

Wenn ich zu meinen Magersuchtzeiten an mein Leben ohne Essstörung zurückdachte, fragte ich mich, wie ich jemals so krank werden konnte, wo doch früher, als ich noch essen konnte, alles so schön gewesen war. »Die Essstörung hat alles kaputtgemacht«, sagte ich oft zu meiner Familie und meinem Therapeuten. Manchmal machte es mich sogar wütend, wenn

Dr. Kiesberg mit mir über die Zeit vor meiner Erkrankung sprechen wollte, denn ich hatte den Eindruck, er suche Fehler, wo keine waren. »Mein Leben war schön«, beharrte ich und erzählte wieder und wieder von der Diät, die in meinen Augen alles kaputtgemacht hatte.

Fragt man jedoch meine Mutter, so hatte ich mich schon in den Jahren vor meiner Krankheit verändert. Damals verbrachte ich noch Zeit mit meinen Freundinnen, und das Essen nahm keine krankhafte Rolle in meinem Leben ein. Oberflächlich betrachtet lief also alles so, wie es sollte. Im Nachhinein beschreibt meine Mutter aber schon mein damaliges Ich als unglücklich und innerlich aufgewühlt. Und im Laufe meiner Therapie wurde schließlich auch mir klar, dass das Leid sich tatsächlich schon Jahre vorher in mir eingenistet hatte. Phasenweise litt ich damals unter ungewöhnlichen Zwängen, hatte Panikattacken oder wiederkehrende Ängste, gleichzeitig zeigte ich mich besonders aggressiv und hatte einen extremen Wunsch nach Fürsorge und Liebe. Diese Gefühle verdrängte ich später seltsamerweise oft.

Heute weiß ich, dass alle psychischen Krankheiten stellvertretend für die Dinge stehen, die in unserer Vergangenheit nicht so gelaufen sind, wie sie sollten. Die Ursachen gehen manchmal Jahrzehnte zurück. Ein Psychologe erzählte mir sogar von Fällen, in denen Patienten schon vor der Geburt Traumata erlebten.

Fakt ist, dass wir an unserer Vergangenheit nichts ändern können. Wir können uns nur das Versprechen geben, nicht zurückzusehen. Denn wenn damals alles so perfekt gewesen wäre ... wäre ich dann tatsächlich in die Fänge der Essstörung gelangt? Wie ich bereits sagte: Eine einfache Diät oder der Wunsch, ein paar Kilo abzunehmen, können keinen gesunden

Menschen in eine Magersucht oder Bulimie treiben. Die genetische Veranlagung und eine psychische Instabilität spielen immer mit. Deswegen muss man sich fragen: Was kam bei mir aus dem Gleichgewicht?

Zu meinem Therapeuten sagte ich früher oft: »Ich will nicht zunehmen. Schauen Sie sich doch diese Bilder an! Damals war ich so unglücklich. Glauben Sie wirklich, ich möchte dahin zurück?« Vor mir sah ich Fotos, auf denen ich ein gesundes Gewicht gehabt hatte, und erinnerte mich daran, wie unglücklich ich in diesen Zeiten gewesen war.

Da will ich nie wieder hin, dachte ich mir und fürchtete den Moment, in dem ich dasselbe Gewicht erreichen würde, mehr als alles andere.

»Du funktionierst gerade wie ein Hund«, erwiderte Dr. Kiesberg.

»Was meinen Sie damit?«

Er erklärte mir das Prinzip der Konditionierung. Ein Hund, der jedes Mal bei der Fütterung das Läuten einer Glocke hört, wird irgendwann so auf das Geräusch »konditioniert« sein, dass er beim bloßen Glockenschlag zu seinem Futternapf läuft. Er verbindet mit dem Läuten ein positives Erlebnis: das Essen. Genauso war es auch bei mir – mit positiven und mit negativen Erlebnissen.

Genauso wie viele andere Essgestörte konnte auch ich auf jede Menge schmerzhafte Erinnerungen zurückblicken. Da waren Zeiten voller Unglück, Zeiten, in denen ich bis zum Hals in der Essstörung steckte. In meinem Kopf hatte ich diese negativen Gefühle mit einem gewissen Gewicht verknüpft. Dieses Gewicht jemals wieder zu erreichen, machte mir wahnsinnige Angst, weil ich dachte, ich müsste dann erneut dieses schreckliche Unglück erleben.

Danach erzählte Dr. Kiesberg mir von einer Tradition in seiner Familie: »Früher in meiner Kindheit bin ich jedes Jahr mit meinen Eltern trödeln gegangen. Ich habe es so geliebt, dass ich das Gleiche auch mit meinen Kindern gemacht habe. Vor ein paar Jahren habe ich allerdings gemerkt, dass mir das gar keinen Spaß mehr macht, und habe dann einfach ein Jahr ausgesetzt.«

Zuerst verstand ich nicht, was er mir damit sagen wollte.

»Ich meine damit, dass wir manche Dinge immer wieder tun, weil sie uns früher mal glücklich gemacht haben. Manchmal war es aber gar nicht die Sache selbst, die uns mit Freude erfüllt hat, sondern eine bestimmte Zeit, die Atmosphäre oder die Menschen, mit denen wir das Erlebnis geteilt haben.«

Ich dachte darüber nach und stellte fest, dass es bei mir oft ähnlich gewesen war. Die Spiele aus meiner Kindheit waren an sich nicht so spannend, aber ich hatte sie mit einer guten Zeit und schönen Gefühlen verbunden. Allerdings lassen Erlebnisse sich nicht so einfach nachstellen, denn die gegenwärtigen Gefühle werden immer anders sein. Diese Erkenntnis tat mir damals unfassbar weh, doch heute empfinde ich sie auch als befreiend. Du kannst einen Moment nur genießen, indem du ihn im Hier und Jetzt voll auskostest und Vergangenheit und Zukunft ruhen lässt.

## Was verbirgt sich hinter der Magersucht?

Nach meinem zweiten Klinikaufenthalt fand ich mich erneut auf dem Therapiestuhl bei Dr. Kiesberg wieder. Stunde für Stunde klagte ich ihm mein Leid und hasste es, wenn er mir mit seinem Standardspruch »Das Essen selbst ist nicht dein Problem« kam. Ich glaubte damals ziemlich lange, dass er mein Problem nicht ernst nahm und mir verklickern wollte, dass ich gar nicht wirklich magersüchtig war. Das führte dazu, dass ich mal wieder der Überzeugung war, noch mehr abnehmen zu müssen, um meine Krankheit zu beweisen. Nachdem ich mein Abitur gemacht hatte, verlor ich – trotz der Therapie – immer mehr an Gewicht. Bis es plötzlich so weit war: Ich hatte die Zahl erreicht, bei der ich mir immer vorgenommen hatte, wieder zuzunehmen. Doch diese Vorstellung bereitete mir auf einmal viel zu viel Panik. Mich selbst spüren und aushalten müssen? Nein danke! »Ich habe die ganze Zeit geglaubt, das Abnehmen würde mich eines Tages glücklicher machen. Aber ich habe mich geirrt«, sagte ich zu Dr. Kiesberg. Das war ein wichtiger Moment.

Von da an ließ ich mich immer mehr auf die Gespräche in der Therapie ein, die sich eigentlich nie über mein Verhältnis zum Essen oder mein Gewicht drehten. Dr. Kiesberg interessierte vielmehr, wie ich zu meiner Familie stand, an welche Geschichten aus meiner Kindheit ich mich erinnern konnte und was mir im Leben große Angst machte. Die tiefenpsychologisch fundierte Psychotherapie beschäftigt sich mit dem »Davor«. Es geht darum, die Ursachen der psychischen

Erkrankung, die immer in der Vergangenheit zu finden sind, zu entschlüsseln, um in der Gegenwart daran zu arbeiten. Für mich war dieses Wühlen in meinen Erinnerungen lange Zeit extrem frustrierend.

»Sagen Sie mir lieber, was ich gegen die Zwänge in meinem Kopf tun kann«, bat ich meinen Therapeuten.

»Wenn ich dir rate: Geh nach Hause und iss ab sofort regelmäßig – machst du es dann?«, sagte er.

Mit dieser Frage hatte er mich. In diesem Moment wurde mir bewusst, dass es überhaupt nicht darum ging, dass ich nicht essen *konnte,* sondern darum, dass ein Teil von mir es nicht *wollte.*

Die meisten Menschen können vermutlich nicht verstehen, warum Betroffene an ihrer Krankheit festhalten. Für Außenstehende sind nur die negativen Seiten der Essstörung sichtbar: die fast verhungerten Körper, die ausdruckslosen Gesichter und der Verzicht, dem sich Betroffene Tag für Tag unterziehen. Gesunde Menschen fragen sich, warum Essgestörte trotz Todesgefahr an dieser Qual festhalten.

Dass die Magersucht mir jahrelang immensen Schutz bot, war mir selbst nicht bewusst gewesen, bis ich in einer Therapiestunde Anfang 2018 bei Dr. Kiesberg auf dem Stuhl saß und ihn aus müden Augen ansah. »Psychische Krankheiten sind ein Geben und Nehmen«, erklärte er. »Unser Kopf arbeitet uns immer zu. Solange du unterbewusst von der Essstörung profitierst, wird dich niemand davon abhalten können, den Regeln der Magersucht zu folgen. Wir müssen herausfinden, was dein Unterbewusstsein uns mit deiner Krankheit sagen möchte.« Solange unterdrückte Ängste die Essstörung herausfordern, ist es unmöglich, gesund zu werden. Man muss aufhören, gegen die Magersucht zu kämpfen, und stattdessen den Ängsten zuhören, die sich hinter der Krankheit verstecken und sie so mächtig machen.

Immer wieder habe ich gelesen, dass die Grundvoraussetzung für eine vollständige Heilung der Magersucht der eigene Wille sei. Auch ich bin der festen Überzeugung, dass es ohne Eigenmotivation absolut sinnlos ist, gegen die Erkrankung anzukämpfen. Aber das ist nicht alles. Ganz oft bekomme ich heute Nachrichten von Betroffenen, in denen sie mich fragen: »Toni, ich möchte unbedingt gesund werden. Was soll ich nur tun?« Ich selbst erinnere mich nur zu gut an zahllose Abende, an denen ich weinend auf meinem Bett saß und mir nichts sehnlicher wünschte, als am nächsten Morgen geheilt aufzuwachen. Heute frage ich mich: War das wirklich mein innigster Wunsch? Denn Fakt ist: Niemand hat mich festgehalten, wenn ich essen wollte. Niemand hat mich gezwungen, mich nachts mindestens dreimal auf die Waage zu stellen. Ich war zu jedem dieser Zeitpunkte in der Lage, etwas an meinem Verhalten zu ändern. Wenn ich es wirklich gewollt hätte.

Statt auf eine plötzliche Wunderheilung zu hoffen, müssen Betroffene sich die Frage stellen: »Was bringt mein krankes Verhalten mir?« Denn irgendeinen Vorteil zieht man immer aus der Krankheit. Ich weiß, dass ich mich mit dieser Aussage wahrscheinlich bei einigen ziemlich unbeliebt machen werde, denn die meisten Essgestörten wollen sich selbst nicht eingestehen, dass sie tief im Inneren eigentlich gar nicht von ihrer Krankheit loslassen *wollen*.

Aber warum ist das so? Eine Antwort auf genau diese Frage zu finden, hat sich die Tiefenpsychologie zur Aufgabe gemacht. Welche Ängste hindern einen daran, die psychische Erkrankung loszulassen? Zu Beginn war ich diesem Ansatz gegenüber sehr skeptisch. Ich wollte nicht einsehen, dass all die Symptome, die ich tagtäglich wahrnahm, nur die Spitze des Eisbergs sein sollten. Sehr lange glaubte ich nämlich selbst, dass ich einfach nur dünn sein wollte.

»Dein Ziel darf es nicht sein, einfach wieder so zu leben wie direkt vor deiner Krankheit. Wir müssen viel weiter zurückgehen«, erklärte Dr. Kiesberg. »Schließlich wärst du niemals krank geworden, wenn nicht vorher schon etwas aus dem Ruder gelaufen wäre. Die Magersucht ist quasi ein Blitzer auf der Autobahn. Manchmal hat man Glück und wird nicht geblitzt, manchmal erwischt es einen. Das ändert aber nichts an der Realität: Du bist zu schnell gefahren.«

An diesem Punkt begann in der Therapie die eigentliche Arbeit für mich. Im Laufe der Zeit gelang es mir, eine Aufstellung der Verletzungen aus meiner Kindheit zu machen, mit denen ich nicht anders umgehen konnte als mithilfe der Magersucht.

**Typische Fragen aus der Tiefenpsychologie**

»Dieses Gefühl, das du gerade fühlst, kennst du das irgendwoher? Hast du diese Angst, Wut oder Trauer vielleicht als Kind schon einmal empfunden? Gibt es da ein Muster?«

»Stell dir mal vor, du wirst morgen wach und bist wieder gesund. Was fühlst du dann? Wovor hast du Angst?«

## ICH BIN ZU VIEL

Eine Aussage, mit der man viele Magersüchtige auf die Palme bringen kann, lautet: »Du hast aber gut gegessen. Freut mich, dass es dir geschmeckt hat!« Eine essgestörte Person interpretiert diese Worte so: »Ich habe zu viel gegessen!« Ein

Gedanke, der bei mir jahrelang Qualen auslöste, ohne dass ich genau wusste, warum. Es fühlte sich so an, als sei ich auf einmal gierig geworden und müsste mich dafür schämen. Mein Unterbewusstsein sagte mir, dass ich als Person für andere eine Belastung sei.

### Glaubenssatz: »Wenn ich zunehme, bin ich den anderen Menschen zu viel.«

Dieser Gedanke hatte sich seit meiner Kindheit so tief in mir eingenistet, dass er mich unbewusst durch meinen gesamten Alltag begleitete. Ich war mein Leben lang der felsenfesten Überzeugung gewesen, zu viel Platz auf der Welt einzunehmen. Doch woher kam dieses Gefühl?

Meine Geschichte ist natürlich nur ein Beispiel für zigtausend andere, die so ähnlich oder vielleicht auch ganz anders stattgefunden haben. Alle gemein haben sie allerdings eines: Sie ließen die jeweilige Person mit einem Gefühl der Wertlosigkeit zurück – ein Gefühl, das bekanntermaßen hinter vielen Fällen von Magersucht steckt.

Als Kind bekam ich oft Wutanfälle, die niemand so richtig einordnen konnte. Ich war unheimlich impulsiv, schmiss Sachen durch die Gegend und knallte meiner Familie wüste Beschimpfungen an den Kopf. Damals sagten alle, ich sei wohl wirklich ein waschechter Zwilling mit zwei Gesichtern, genau wie mein Sternzeichen. Im nächsten Moment konnte ich nämlich schon wieder die liebste Tochter der Welt sein, ein kleiner Sonnenschein, der überall sein helles Strahlen verbreitete und die Leute zum Lachen brachte. Meine Mutter sagte damals häufig scherzhaft zu mir: »Für dich hätte man zwei normale Kinder bekommen können.« Worauf ich stets charmant mit folgenden Worten reagierte: »Aber keines, das dich so liebt wie ich.« Da war etwas dran. Ich liebte meine Eltern abgöttisch und hatte unheimlich große Angst, dass ich ihnen zur Last fallen würde und sie genug von mir bekommen würden.

Mein Papa hat schon immer viel gearbeitet, um uns, seiner Familie, einen guten Lebensstandard bieten zu können. Im Umkehrschluss bedeutete das aber, dass er nicht viel Zeit für uns hatte. Abends kam er immer so spät von der Arbeit zurück und verließ morgens so früh das Haus, dass wir ihn oft nicht zu Gesicht bekamen. Selbst an den Wochenenden saß er zu Hause am Schreibtisch. Im Sommerurlaub führte er am Frühstückstisch Telefonate mit seiner Firma und musste das eine oder andere Mal vorzeitig zurück nach Hause fliegen.

**Papa sagt:**
»Ich habe in meinem Leben immer viel, hart und gleichzeitig auch sehr gern gearbeitet. Mit meinem Engagement wollte ich über lange Zeit hinweg die Bankenwelt etwas besser machen. Die Legitimation für die vielen Stunden im Büro habe ich mir selbst dadurch gegeben, dass ich mir zu jeder Zeit sicher war, dass meine Töchter die weltbeste Mutter hatten. Sie hängte ihren Job früh an den Nagel, um immer für die Mädchen da zu sein. Diese Rechnung ging aber gewaltig schief, denn mir wurde erst zu spät klar, wie wichtig auch die Vaterfigur im Leben eines Kindes ist.«

Dass mein Vater sich so wenig um mich kümmerte, begründete ich vor mir selbst damit, nicht »schützenswert« genug zu sein. Ich war überzeugt davon, dass ich allein durch meine

Anwesenheit irgendwie zu aufdringlich war. In meinem Kopf hatte ich dieses Klischee des typischen *good girl,* das mit seiner liebenswürdigen und zurückhaltenden Art am Ende jedes Romans oder Filmes sein persönliches Happy End erlebt. Das brachte mich zum Zweifeln. Ich war der festen Überzeugung, zu unfeminin und nicht zart genug zu sein, und glaubte, mich verändern zu müssen. Kurz bevor meine Essstörung ausbrach, schrieb ich in mein Tagebuch: »Es ist, als wäre alles, was ich tue, zu viel.«

In dieser Zeit schaute ich noch häufig Barbie-Filme. Sie gefielen mir, doch auch hier fühlte ich mich unfassbar schwer. Nein, nicht weil ich neidisch auf Barbies unrealistische Maße war, sondern weil die Figur mit ihrer süßen, lieben Art *nie* etwas Falsches oder Unpassendes sagte! Ihre Bewegungen: sanft wie die einer Fee. Ihre Worte: leise und bedacht. Ihre Persönlichkeit: immer rücksichtsvoll, immer zurückhaltend. Ich fragte mich, warum ich nicht so sein konnte, warum an mir alles falsch war. Es war nicht mein Körper, der mir zu viel vorkam, sondern mein ganzer Charakter.

Kürzlich betrat ich das Sprechzimmer meiner Therapeutin und setzte mich wie immer ganz vorn auf die Sesselkante. Sie sagte darauf: »Wissen Sie, was interessant ist? Ich habe einige Patientinnen und Patienten, die sich auch im dicksten Wintermantel ganz vorn auf die Sitzfläche hocken, so als seien sie immer auf dem Sprung. Sie alle kommen wegen einer Essstörung zu mir.«

Auch bei Dr. Kiesberg lehnte ich in jeder einzelnen Stunde aufs Neue dankend ab, wenn er mir etwas zu trinken anbot. Ich glaubte, ihn mit einem eventuellen »Ja« zu sehr zu beanspruchen. Ich kam mir damit zu fordernd vor. Gleichzeitig stellte ich mir vor, er könne mich beim Trinken beobachten, und hatte Angst, zu laut zu schlürfen oder zu hastig zu schlucken. Ich fürchtete, mich aus Versehen anzusabbern, und überlegte krampfhaft, wie ich meinen Mund zum Glas führen könnte, ohne dabei zu gierig zu wirken.

Permanent suchten mich diese Gedanken heim: Ich bin eine Last für andere. Ich bin zu laut. Ich bin zu viel. In vielen Situationen fühlte ich mich wie ein Elefant im Porzellanladen. Ich weiß noch, wie ich einem Jungen aus meiner Klasse, in den ich jahrelang verknallt war, auf die Füße trat. Ich. Bin. Zu. Viel. Meine Ängste gingen so weit, dass ich mich nicht traute, große Wasserflaschen oder irgendetwas anderes mitzunehmen, was zu wuchtig aussah. Außerdem weigerte ich mich partout, schwarze Hosen zu tragen, da diese mich durch ihre Farbe zu maskulin wirken lassen könnten. Kein Wunder, dass ich daraus irgendwann die logische Konsequenz zog, mich auch körperlich reduzieren zu müssen, um ja nicht aufzufallen.

## ... UND TROTZDEM NIE GENUG

Zu viel. Und trotzdem nie genug. Das klingt erst mal wie ein absoluter Widerspruch. Dennoch beschreibt dieser Satz ziemlich genau meine damalige Gefühlslage.

Mein Vater war mein Leben lang ein großes Vorbild für mich in Sachen Ausdauer und Disziplin. Als ich ein Kind war, sagte er mal zu mir: »Toni, du bist meine Heldin!« Ich wollte genauso fleißig und ausdauernd sein wie er. Mein Ehrgeiz brachte mich dazu, mir selbst schon sehr früh das Lesen und Schreiben beizubringen. Einmal stand ich im Schwimmbad auf dem Fünfmeterbrett und starrte hinunter auf die stille Wasseroberfläche. Es war, als könnte ich mich selbst von außen betrachten: mein kleines Selbst, wie es sich im Wasser spiegelte und Angst davor hatte, sich beim Sprung zu verletzen.

Doch dann hörte ich die Stimme von meinem Papa in meinem Kopf. Plötzlich war jegliche Furcht verschwunden, alle Bedenken waren wie fortgeweht. Ich sprang. Weil ich überzeugt davon war, eine Heldin zu sein.

Ein gesunder Ehrgeiz ist eine hervorragende Eigenschaft. Die Betonung liegt auf »gesund«. Aber mal im Ernst: Wir fiebern in Filmen mit Superhelden mit und beten Stars an, die wir auf ein Podest stellen. Die meisten Menschen glauben heutzutage, irgendwie »besonders« sein zu müssen, um stolz auf sich sein zu können. Warum ist das so?

**Papa sagt:**
»Mir war immer wichtig, dass meine Mädchen zu selbstständigen, selbstbewussten und starken Menschen heranwachsen. Ich wollte sie motivieren, an ihre Träume zu glauben und gleichzeitig mit möglichst viel Selbstreflexion an sich zu arbeiten. Toni war sehr ehrgeizig, und ich war stolz, wenn sie im Schwimmbad schon mit jungen Jahren vom Dreimeterbrett sprang oder als kleines Mädchen von ihrer Autorenkarriere sprach. Leider hatte ich auch hier nicht genug Zeit für meine Kinder und war nicht ausreichend für sie da. Tonis Ehrgeiz richtete sich irgendwann gegen sie selbst. Heute wünsche ich mir oft, ich wäre da gewesen und hätte das verhindern können.«

Ich glaubte, meine innere Unsicherheit und Leere durch Anerkennung und Stolz von außen ausgleichen zu können. Viele Betroffene von Magersucht leiden unter einem extremen Leistungsdruck. Sie schreiben sehr gute Noten in der Schule, erzielen hervorragende Ergebnisse im Job und geben alles dafür, in jedem Bereich zu den Besten zu zählen. Um ehrlich zu sein, waren mir meine Schulnoten nie außerordentlich wichtig. Ich litt unter Ruhelosigkeit und Konzentrationsproblemen, war chronisch lernfaul und interessierte mich null für Mathe und Chemie. Stattdessen notierte ich in jedes meiner Schulhefte Ideen für neue Geschichten und Charaktere. Meine Schulnoten waren immer noch überdurchschnittlich, aber ich strengte mich kaum an, mein Potenzial voll auszuschöpfen. Mein Perfektionismus bezog sich auf eine andere Welt. Meine Welt – das Schreiben.

Ich hatte unheimliche Angst, mit dieser Leidenschaft nicht ernst genommen zu werden. Mit zunehmendem Alter wurde mein Ehrgeiz immer größer, weil ich erkannte, dass ich endlich einen Bereich gefunden hatte, in dem ich etwas konnte. Ich lag abends im Bett und bekam kein Auge zu, weil ich mir Gedanken um meine Zukunft machte: Würden sich jemals Leser für meine Geschichten interessieren? Würde ich tatsächlich als Autorin leben können?

Mit dem Abnehmen war es lange Zeit ähnlich. Ich hatte das Gefühl, endlich etwas gefunden zu haben, was ich konnte. Und auch wenn andere Menschen sich Sorgen um mich machten, war ein Teil von mir der festen Überzeugung, sie bewunderten insgeheim die Disziplin, die hinter meinem abgemagerten Körper steckte.

**Glaubenssatz:**
**»Wenn ich erfolgreich bin, bin ich wertvoll.«**

Das war im Übrigen auch der Grund, warum es mich fast umbrachte, wenn ich andere Essgestörte sah, die mehr abgenommen hatten als ich. Es fühlte sich an, als könnten sie mir meinen Erfolg streitig machen.

## ICH WERDE NICHT GESEHEN

»Du brauchst ganz schön viel Aufmerksamkeit!« Als Kind wurde mir dieser Satz oft an den Kopf geworfen. Dabei gab es eigentlich nur eine Sache, bei der ich um jeden Preis gesehen werden wollte: das Schreiben.

Schon als Kind hatte ich den Eindruck, anders zu sein als andere, wenn es um meine Zukunftspläne ging. Mit fünf brachte ich mir selbst das Lesen und Schreiben bei und füllte die ersten Kladden mit eigenen Texten und Bildern. In der Schule erzählte ich allen von meinem großen Ziel, einmal eine erfolgreiche Schriftstellerin zu werden. Bei Schulveranstaltungen las ich meine Geschichten vor, und schon bald darauf fing ich an, meine ersten Werke in der Nachbarschaft zu verkaufen.

Mit neun Jahren hegte ich erstmals den Traum von einer eigenen Buchhandlung, in der ich meine selbst geschriebenen Bücher zum Verkauf anbieten konnte. Zum Geburtstag bekam ich von meinen Eltern also eine Website und Visitenkarten, und nicht viel später erstellte ich die ersten Zeichnungen mit einem Grundriss. Ich druckte Plakate und organisierte in unserer Hauseinfahrt ein Fest, bei dem ich Spenden sammelte. Dazu lud ich Freundinnen ein, backte Kuchen und verkaufte alte Spielsachen. Mein Traum hatte sich so tief in mein Bewusstsein gebrannt, dass ich bereit war, alles für das Erreichen meines großen Zieles zu tun.

Einerseits machte mich diese Vision unheimlich glücklich, andererseits fühlte ich mich deshalb auch oft missverstanden. Wenn ich anderen Kindern von meinem Traum erzählte, bekam ich häufig Kommentare zu hören wie: »Ich schreibe auch gern! Darf ich bei der Buchhandlung mitmachen?« Von meinen neu ernannten Kollegen hörte ich danach allerdings nie wieder etwas. Schnell wurde mir klar, dass sie keine Ahnung hatten, wie viel mir diese Pläne wirklich bedeuteten. Das fühlte sich furchtbar für mich an, denn ich hatte Angst, durch dieses Dahergerede der anderen Kinder würden mich Erwachsene sofort mit ihnen in einen Topf werfen: »Ja, ja. Alle Kinder wollen Geschichten erzählen.« Abends weinte ich mich oft in den Schlaf. »Viele Menschen wollen ein Buch schreiben«, sagte ich irgendwann zu meiner Mutter. »Aber ich lebe dafür. Es ist meine Berufung.« Meine Eltern waren die Einzigen, die sahen, wie ehrgeizig ich an meinen selbst gesetzten Zielen arbeitete.

In der weiterführenden Schule hatte ich schließlich einen Deutschlehrer, der meine Leidenschaft fürs Schreiben erkannte. »Ich habe selten ein Kind gesehen, das einen solchen Zugang zur Literatur hat«, erklärte er meiner Mutter auf einer Schulfeier. Ein paar Wochen später kassierte ich in einem Aufsatz wieder eine durchschnittliche Note und war unheimlich frustriert. »Niemand sieht es«, schrieb ich in mein Tagebuch. »Niemand sieht, wie sehr ich dafür brenne.«

**Glaubenssatz:**
**»Ich werde nicht gesehen. Niemand nimmt mich ernst.«**

Im Laufe der Zeit wuchs meine Angst, meine Ziele niemals zu erreichen. Ich fing an, die ersten Verlage anzuschreiben, bekam jedoch nur standardisierte Antworten von Praktikantinnen zurück und verkroch mich immer mehr in meinem Unglück. Niemand sah mein Potenzial, meine Leidenschaft. In meinen Augen war das alles so ungerecht. Ich war mir sicher, mich umsonst abzustrampeln und eines Tages an meinen Ideen zu ersticken.

Die Magersucht machte fortan mehr und mehr meine Identität aus. Etwas, was ich vollkommen kontrollieren konnte. Mein Essverhalten lag in meinen Händen und hing nicht von irgendwelchen Lehrern, Agenten, Lektoren oder Verlegern ab. Ich musste mich niemandem mehr beweisen, sondern konnte mich in mir selbst einschließen und die Welt aussperren. Aus »Toni, die vom Schreiben träumt« wurde »Toni, die Magersüchtige«. Und plötzlich fühlte es sich so an, als würde ich für das, was ich tat, gesehen werden. Menschen hatten Angst um mich. Sie flehten mich an, wieder mehr zu essen. Es war, als hätte die Magersucht mich von meiner Unsichtbarkeit befreit.

## ICH MUSS MICH BESTRAFEN

Lange Zeit habe ich überhaupt nicht verstehen können, warum manche Menschen sich die Arme aufschneiden. »Dich müssen doch die Narben stören, die du davon behältst«, sagte ich zu einer Freundin, von der ich wusste, dass sie Probleme mit selbstverletzendem Verhalten hatte. Sie erklärte mir, dass sie die Verletzungen, die sie sich selbst zufügte, als eine Art Strafe betrachtete. Irgendwann im Laufe meiner Therapie wurde mir dann plötzlich klar: Meine Magersucht funktioniert genau so. In den Momenten, in denen mein Selbstwertgefühl in den Keller sank, glaubte ich, für die Welt eine Schande zu sein und eine Strafe zu verdienen.

Heute weiß ich, dass Kinder sich schnell für Dinge verantwortlich fühlen. Das passiert vor allem dann, wenn sie nie gelernt haben, dass sie als Menschen liebenswert genug sind, und zwar genau so, wie sie sind. Nur dann können sie verstehen, dass Fehler einfach passieren und nicht immer einen Schuldigen voraussetzen. Es ist sehr wichtig für Kinder, dass sie in ihren prägenden Jahren bedingungslose Liebe erfahren, weil sie nur so ausreichend Urvertrauen entwickeln können.

### Glaubenssatz: »Ich muss mich für Fehler bestrafen.«

Den Drang, mich selbst bestrafen zu müssen, spürte ich insbesondere in den Augenblicken intensiv, in denen ich mit Menschen stritt, die mir wichtig waren, oder negative Bemerkungen von außen auf mich hereinprasselten. Eine schlechte Schulnote? Jetzt darf ich nichts essen. Mama ist sauer auf mich? Bloß nichts zu mir nehmen. Mein neuestes YouTube-Video hatte nur negative Kommentare bekommen? Ja nichts essen, Toni!

Ich nahm alles, was um mich herum passierte, persönlich. Für mich war Essen – oder besser: Nichtessen – ein Mittel, um Enttäuschungen nachträglich zu korrigieren. Das Hungern war für mich wie für Christen die Beichte. Ich glaubte unterbewusst, dadurch alles wieder gutmachen zu können. Wenn ich mit Leuten aneinandergeriet und vorher schon gegessen hatte, war das für mich kaum aushaltbar. Meistens steckte ich mir danach den Finger in den Hals und erbrach die Mahlzeit wieder. »Du hast das so verdient«, sagte ich mir und stellte dieses Konzept überhaupt nicht infrage. Die Magersucht sorgte in meinen Augen für innere Gerechtigkeit, und ich konnte sie nutzen wie ein Instrument.

Wie gefährlich mein selbstverletzendes Verhalten geworden war, wurde mir erst Ende 2017 bewusst, als ich nach einem Streit mit meinen Eltern meine innere Unruhe nicht mehr aushalten konnte. Da ich mich zu dieser Zeit mitten in einer Tiefphase meiner Essstörung befand, hatte ich kaum etwas gefrühstückt, doch selbst die paar Löffel lagen mir schwer im Magen. Ich versuchte, mich zu erbrechen. Immer und immer wieder, aber ich hatte einfach nicht genug im Magen und musste schließlich gescheitert aufgeben. Panisch lief ich durch mein Zimmer und musste erkennen, dass genau das Mittel, das ich sonst zur Selbstbestrafung genutzt hatte, ausgerechnet heute keine Option war. Aber ich musste etwas tun!

Damals kam mir nach einer Weile die eher weniger glorreiche Idee, eine Überdosis Antidepressiva zu schlucken. Das führte dazu, dass ich mich wieder und wieder übergab, so lange, bis ich schlussendlich meinen Eltern beichten musste, was ich getan hatte. Der Tag endete im Krankenhaus, wo ich die Nacht, angeschlossen an diverse Geräte, auf der Überwachungsstation verbrachte. Als mich am nächsten Tag ein Psychologe fragte, ob ich suizidgefährdet sei, antwortete ich: »Nein, die Überdosis war eine Strafe.«

## ICH KANN MICH NICHT AUSDRÜCKEN

Müsste ich der Magersucht einen anderen Namen geben, dann wäre das »die stumme Stimme«. Für mich fühlte es sich damals an, als spräche die Magersucht eine Sprache, die ich selbst nie gelernt hatte. Die Krankheit half mir, für mich einzustehen – etwas, was ich allein nicht konnte.

**Glaubenssatz:**
**»Wenn ich Menschen etwas sage, was ihnen nicht gefällt, werde ich nicht geliebt.«**

Die Magersucht sagte den Menschen all das, was ich selbst nicht ausdrücken konnte. Wenn mich jemand verletzte, konnte ich hungern. »Siehst du nicht, wie weh du mir tust?« Wenn jemand nicht für mich da war, konnte ich durch die Krankheit Aufmerksamkeit auf mich ziehen. Und zwar ohne dass mir das direkt so bewusst war.

Mein Vater, der jahrelang immer nur gearbeitet hatte, nahm sich an den Wochenenden plötzlich frei, um mich aus der Klinik abzuholen. Meine Mutter widmete all ihre Zeit meinem Wohlbefinden. Meine Freunde machten sich Sorgen, und meine Lehrer nahmen Rücksicht auf mich.

Die Magersucht war eine Stimme, die sagte: »Erkennst du nicht, dass ich dich brauche?« Die Krankheit kommunizierte stumm, aber sie kommunizierte. In Bildern und Taten. Durch Brutalität und Unmittelbarkeit. Wenn meine Eltern mit mir schimpften, ließ ich Mahlzeiten ausfallen, wenn ich Angst vor einem wichtigen Ereignis hatte, schlief ich hungrig ein. »Ihr werdet schon sehen, was ihr mit mir macht ... Du wirst es sehen, Welt!« Die Magersucht sprach: für meine Wut, für die Angst, für die Trauer ... Durch die Essstörung konnte ich Grenzen setzen.

Heute beschreibe ich meine Essstörung Außenstehenden so: »Die Magersucht ist mehr als nur ein Problem mit dem Essen – die Krankheit rächt missachtete Gefühle.«

## ICH BRAUCHE KONTROLLE

Einer der am häufigsten genannten Gründe, warum Menschen mit Magersucht Schwierigkeiten haben, ihre Krankheit loszulassen, oder überhaupt erst in sie hineingeraten, ist ein großes Verlangen nach Kontrolle. Ich habe mich darüber mit vielen Betroffenen unterhalten, und tatsächlich handelt es sich bei dem Wunsch, alles im Griff zu haben, nicht um ein Magersuchtklischee aus den Medien, sondern um ein echtes Bedürfnis, das viele Essgestörte in die Not treibt. Die Ursache für dieses Streben nach Kontrolle sieht bei allen Betroffenen unterschiedlich aus, denn wie ich bereits erwähnt habe: Wir Menschen sind Individuen.

Eine Freundin von mir erklärte diesen Impuls bei sich so: »Meine Eltern sagten früher oft zu mir, ich sei ein besonders liebes Kind. Immer vernünftig, immer gehorsam. Ich habe immer funktioniert. Irgendwann glaubte ich, ihren Erwartungen nicht mehr gerecht werden zu können. Ich hatte Angst, negativ aufzufallen, und musste irgendwie die Kontrolle zurückerlangen.«

Eine weitere Betroffene auf Instagram verriet mir: »Meine kleine Schwester war unheimlich gut in der Schule, und ich stand mein Leben lang in ihrem Schatten. Ich wollte einmal etwas besser im Griff haben. Einmal die Kontrolle haben und sie übertreffen.«

Wenn ich als Kind Wutanfälle hatte, sagten meine Eltern oft zu mir: »Du bist so unkontrolliert!« Seitdem war ich sehr empfindlich, was das Thema anging, und fürchtete mich vor meinen Gefühlen. Ich hatte Angst, mein Verhalten nicht selbst bestimmen zu können, und wollte alles, was ich tat, besonders im Griff haben.

**Glaubenssatz:**
**»Ich habe mich nicht unter Kontrolle.«**

Meine Therapeutin hat mir erklärt, dass Kinder häufig zwanghafte Verhaltensweisen entwickeln, um in ihrem Leben Sicherheit und Struktur zu bekommen. Meine Mutter sagt, sie kann sich noch genau an den Tag meiner Einschulung erinnern. Ich stand damals ewig unter der Dusche und schrubbte an meinem Körper herum, weil ich fest davon überzeugt war, einfach nicht sauber zu werden. Als Kind verfolgte ich außerdem noch andere ungewöhnliche Rituale, die mein Umfeld für eine Phase hielt. Zum Beispiel konnte ich früher nicht einschlafen, wenn meine Bettdecke nicht an jeder einzelnen Stelle unter meinen Körper gestopft war. Luftlöcher, durch die mich jemand hätte berühren können, waren beim Einschlafen strengstens verboten.

Meistens sind diese Marotten bei Kindern tatsächlich nur Phasen, und unter normalen Umständen löst das Verhalten sich von selbst wieder auf. Doch ich hielt krampfhaft an allen Mustern fest, die mir irgendwie Halt im Leben gaben. Meine aktuelle Therapeutin erklärte mir später, dass das Beibehalten von Zwangshandlungen oft bei Kindern vorkommt, in deren Familien es klare Vorstellungen von »Richtig« und »Falsch« gibt. Dadurch lernen Kinder schnell, ihr eigenes Verhalten zu kategorisieren.

Besonders schlimm wurde später mein Ordnungszwang. Freundinnen hatten damals wenig Verständnis dafür, wenn ich eine Verabredung mit der Begründung absagte, dass ich noch aufräumen müsste. »Dein Museum« nannten sie mein Kinderzimmer, das an jeder Stelle picobello sein musste.

Seit meiner Kindheit fühlte sich mein Leben für mich viel zu chaotisch an. Jedes Vorhaben schien mich zu erschlagen, und Kleinigkeiten, die mir jemand auftrug, brachten mich fast zum Weinen. Wenn ich mehrere Tage nicht zu Hause war, setzte bei mir Stress ein. Ich bekam Panik, im Chaos zu ersticken und keine Kontrolle mehr über mein Leben zu haben. Vor Urlauben hielt ich jede Ecke meines Zimmers mit einem Fotoapparat fest, um bloß nichts zu vergessen und unterwegs gedanklich aufräumen zu können. Ich schrieb massenweise Listen, dokumentierte meinen Tag und konnte nicht von den

Vorhaben abweichen, die ich auf meinem Handy unter »Notizen« geplant hatte. Mein gesamter Alltag war eine riesige Checkliste, die ich abarbeiten musste: Duschen, Nägel lackieren, Zähne putzen, Stifte aussortieren, Regale abstauben ... Jede Kleinigkeit musste notiert werden. Ich wollte alles kategorisieren. Kontrolle, Kontrolle, Kontrolle!

**Mama sagt:**
»Toni war ein sehr originelles Kind. Sie hatte eine lebhafte Fantasie, und wir wollten sie darin nicht einschränken. Dass hinter ihrem Verhalten eine tiefer liegende Problematik steckte, erkannte damals niemand.«

Ich erkannte damals nicht, in was für einer riesigen Not ich mich befand. Lange Zeit dachte ich, mein Leben bräuchte nur ein wenig Struktur. Hier kam die Magersucht ins Spiel. Es schien mir, als könne sie das Chaos in meinem Leben kompensieren. Immerhin gab es für mich kaum etwas, was ich so gut kontrollieren konnte wie die Menge, die ich aß, und mein eigenes Gewicht. Durch die Essstörung brauchte ich plötzlich keine langen To-do-Listen mehr, denn das Abnehmen kam mir wie die allumfassende Lösung aller meiner Probleme vor. Hier hatte ich ohne großen Aufwand alles im Griff. Ich wusste genau, was ich tun musste, um abzunehmen. Es war, als hätte ich das Geheimrezept entdeckt, um mich vor allen übrigen Sorgen des Lebens abzuschirmen.

## ICH MÖCHTE NICHT MEHR FÜHLEN

Ein Zitat des berühmten Malers Leonardo da Vinci lautet: »Je tiefer das Gefühl, desto größer der Schmerz.« Er wollte damit sagen, dass auch positiv bewertete Gefühle wie Freude, Stolz oder Liebe dunkle Schattenseiten haben, die uns unendlich verletzen können. In diesem Sinne meinte meine Therapeutin auch mal zu mir: »Wissen Sie, eine frischgebackene Mama wird von so vielen Glücksgefühlen durchflutet. Und dennoch bringt diese Freude auch große Ängste mit sich. Zum Beispiel die Angst vor Verlust.«

Menschen, die mich kennen, wissen, dass ich ein sehr emotionaler Mensch bin. Das heißt, dass ich alle meine Gefühle sehr intensiv wahrnehme. Ich weiß noch, wie ich in meiner Pubertät genau darunter sehr litt und Menschen mir oft sagten, ich solle mich nicht so in Dinge hineinsteigern. Nachdem ich mit vielen Betroffenen von Suchterkrankungen gesprochen habe, weiß ich, dass intensive Gefühle bei einem großen Teil von ihnen einen Auslöser ihrer Krankheit darstellten.

»Und die Essstörung?«, fragte Dr. Kiesberg eines Tages in der Therapie. »Neben all den negativen Seiten, die deine Krankheit hat, welche Vorteile ziehst du aus ihr, wenn du an deine Gefühle denkst?«

»Der Hunger betäubt mich«, antwortete ich.

### Glaubenssatz:
### »Gefühle tun mir weh.«

»Ich bin so schwach und leer, dass ich keine Kraft mehr habe, in endlosen Gedankenspiralen hängen zu bleiben«, erklärte ich Dr. Kiesberg, wie mir meine Krankheit dabei half, mich nicht mit meinen Emotionen auseinandersetzen zu müssen. Wenn man ausgelaugt und schwach ist, fällt einem alles schwer. Reden. Gehen. Atmen. Hören. Denken. Fühlen. Und genau darum ging es. Ich wusste nicht, wie ich sonst mit meinen Gefühlen umgehen sollte.

Erst Jahre später wurde neben der Magersucht bei mir auch eine Borderline-Persönlichkeitsstörung diagnostiziert, die mit impulsiven Verhaltensweisen und vor allem intensiven Gefühlen einhergeht. Betroffene erleben jedes Gefühl als eine Art Spannung, die so stark wahrgenommen wird, dass es kaum zu ertragen ist.

So ging es auch mir mit meiner Angst, meiner Wut, meiner Trauer und meiner Freude: Jedes Gefühl war zu stark. Ich glaube heute, dass genau das die Magersucht für mich lange Zeit so wahnsinnig attraktiv gemacht hat. Noch heute habe ich manchmal den Wunsch, mein ganzes Seelenleben irgendwie zu deckeln. In vielen Augenblicken stelle ich es mir befreiend vor, weniger zu fühlen und mich weniger mit mir selbst auseinandersetzen zu müssen. Aber ich weiß natürlich mittlerweile, dass diese Lösung nur kurzfristig funktioniert.

## ICH BRAUCHE SCHUTZ

Mit der Pubertät wuchs der Druck auf meinen Schultern enorm. Plötzlich musste ich mich zu Hause für schlechte Noten erklären. Dass das, was ich dabei sagte, mit einem Mal nicht mehr »niedlich« war, sondern ich immer mehr wie eine Erwachsene behandelt wurde, machte mir ziemlich zu schaffen.

»Jetzt bin ich die Kleinste von uns«, sagte meine Mutter eines Tages und nahm meine Schwester und mich in den Arm. Wir waren ihr beide um ein paar Zentimeter über den Kopf gewachsen. Während viele Kinder darauf vermutlich stolz gewesen wären, hatte ich ein großes Problem damit, größer und damit »mehr« zu sein als meine eigene Mutter. Sie war doch immer mein Fallschirm gewesen und hatte mich vor jeder Bruchlandung beschützt. Ich wollte nicht aus meiner

Kinderrolle herauswachsen, weil ich glaubte, damit die Liebe meiner Mutter zu verlieren.

Insbesondere wenn wir irgendwo im Urlaub waren und mich niemand kannte, griff ich noch als Teenager nach der Hand meines Papas, um mich sicher und mit ihm verbunden zu fühlen. Heute muss ich nur die Augen schließen, und ich spüre, wie seine starken Finger sich um meine kleine Hand legen. Bitte, Papa, dachte ich damals oft, mach, dass ich dein kleines Kind bleibe. Ich wollte nicht verlassen werden – nicht schon wieder, wo mein Vater durch seine Arbeit doch bereits so viel Zeit meiner Kindheit verpasst hatte.

Dass ich mich zusätzlich schon immer als »zu viel« empfunden hatte und glaubte, für andere eine Last zu sein, verstärkte meinen Wunsch, zerbrechlich und zart auszusehen. Ich wollte den Beschützerinstinkt meiner Eltern wecken. Wie ein Kind eben.

**Glaubenssatz:**
**»Ich bin hilflos. Ich muss beschützt werden.«**

Lange lehnte ich deshalb alles an meinem Körper ab, was darauf hinwies, dass ich zur Frau wurde. Genau dieses Phänomen kommt übrigens auch oft bei Missbrauchsopfern vor, die nach einer Vergewaltigung Probleme damit haben, ihren Körper anzunehmen. Viele rutschen genau deshalb später in eine Magersucht, um sexuell nicht mehr attraktiv zu wirken. Auch wenn ich in meiner Kindheit zum Glück keinerlei solche Erfahrungen machen musste, schämte ich mich lange Zeit für meinen immer weiblicher werdenden Körper. Kurven? Ein Wort, das ich in Verbindung mit mir ewig nicht ertragen konnte. Kurven haben Frauen und keine kleinen Mädchen, die von Mama und Papa in den Arm genommen werden, wenn sie weinen.

Meine Angst, den elterlichen Schutz zu verlieren, wenn ich erwachsen würde, wurde immer lauter. Ich wollte nicht selbstbestimmt leben, wollte nicht verantwortlich für meine Fehler sein. Ich wollte nicht die Konsequenzen tragen, wenn Dinge nicht so gelangen, wie ich sie mir vorgenommen hatte. Ich wollte keine Erwartungen erfüllen. Die Magersucht war meine schlechte Ausrede für alles, denn je größer mein Leid, je niedriger mein Gewicht und je schlechter meine Stimmung, desto weniger würden sich meine Eltern dafür interessieren, ob ich bald meinen Führerschein machen, ein Studium beginnen oder einen Job finden würde. Ihr einziger Anspruch an mich war: leben. Und den konnte ich gerade so erfüllen.

Genau aus diesem Grund haben viele Essgestörte den Wunsch, wie Pippi Langstrumpf für immer ein Kind zu bleiben. Sie wollen den Schutz ihrer Eltern nicht verlieren.

## WARUM SALZ IN DER WUNDE WEHTUT

Manchmal fühlte ich mich nach den Therapiestunden bei Dr. Kiesberg ziemlich schlecht. Zum Beispiel, wenn er mir von anderen Patientinnen erzählte, denen Magensonden gelegt werden mussten. Es triggerte mich. »Runterziehen«, erklärte ich meiner Mutter das Wort »triggern« in diesem Zusammenhang.

»Und warum zieht es dich runter, wenn es einem fremden Mädchen körperlich noch schlechter geht als dir?«, wollte sie wissen. Gute Frage. Wenn ich so etwas hörte, fühlte ich mich wie eine absolute Versagerin.

Meine aktuelle Therapeutin sagte letztens zu mir, viele Essgestörte hätten den Wunsch, ihre Leidensfähigkeit zu beweisen. In diesen Worten finde ich mein damaliges Ich sehr gut wieder, denn auch ich wollte zeigen, wie standhaft ich war und wie viel Kraft und Disziplin ich besaß, um all das auszuhalten. Wenn es jemandem noch schlechter ging als mir, hieß das im Umkehrschluss, dass ich nicht alles gegeben hatte.

Mit Dr. Kiesberg sprach ich vor ein paar Wochen bei einem Besuch in meiner Heimatstadt über genau diesen gedanklichen Reflex.

»Sie haben mich immer verstanden. Sie kannten jeden Trigger, wussten genau, mit welchen Äußerungen Sie mich auf die Palme bringen. Wo haben Sie das gelernt?«

Dr. Kiesberg lachte. »Um ehrlich zu sein, seid ihr Anorexie-Patienten alle sehr ähnlich gestrickt. Ich höre euch zu. Und letztendlich ist es irgendwie so: Kennt man eine, kennt man die Gedanken aller Betroffenen.«

Na gut, das war nicht die Antwort, die ich hören wollte. Ich hatte mich mit meiner Magersucht doch immer als etwas Besonderes gefühlt. Es passte absolut nicht in mein Konzept, dass ich genau das Gegenteil erreicht hatte.

»Aber warum ist das so?«, fragte ich. »Warum springen fast alle Anorexie-Patienten auf die gleichen Bemerkungen an?«

»Meistens sind die Glaubenssätze, die ihr mit diesen Bemerkungen verbindet, genau die Überzeugungen, welche die Essstörung mit ausgelöst haben«, erklärte Dr. Kiesberg. »Menschen, die in eine Essstörung rutschen, fühlen sich im Leben häufig orientierungslos, wertlos, allein gelassen und nicht gesehen. Und die Bestätigung genau dieser Gefühle interpretiert ihr alle in bestimmte Bemerkungen von euren Mitmenschen hinein.«

Ich kann nur zugeben – Dr. Kiesberg hatte recht. Um das Ganze noch weiter zu verdeutlichen, habe ich hier ein paar

Kommentare gesammelt, die Betroffene häufig als Trigger empfinden. Falls du selbst unter einer Essstörung leidest, können dir diese Erklärungen vielleicht dabei helfen, deine eigenen Gedankengänge besser zu verstehen. Bitte betrachte meine Übersetzungen aber nicht als einzig wahre Lösung, denn es handelt sich dabei lediglich um meine persönlichen Interpretationen, die sich in vielen Fällen als passend herausgestellt haben.

**Beispiel 1:**
*»Da hast du aber viel gegessen.«*
*»Du hast immer einen guten Hunger.«*
*»Ich hätte nicht gedacht, dass du so viel isst.«*

Bewusste Interpretation: Ich werde zunehmen.

Unbewusste Interpretation: Das war dann wohl zu viel. Ich bin nicht krank genug. Ich bin eine Zumutung. Ich muss mich zurücknehmen und darf nicht so gierig sein. Ich nehme mich zu wichtig, dabei bin ich es doch gar nicht. Das Essen habe ich überhaupt nicht verdient.

**Beispiel 2:**
*»Ich finde, du siehst jetzt besser aus.«*
*»Gesund schaust du aus.«*
*»Man sieht dir deine Essstörung aber gar nicht an.«*
*»Ich bin so froh, dass du jetzt gesund bist.«*

Bewusste Interpretation: Ich habe zugenommen und bin jetzt dick.

Unbewusste Interpretation: Ich bin nicht (mehr) krank genug, um mich behandeln zu lassen. Meine wahren Gefühle werden nicht gesehen und sind nichts wert.

**Beispiel 3:**
*»XY ist auch magersüchtig.«*
*»XY ist sogar noch dünner als du.«*
*»XY hat so abgenommen.«*

Bewusste Interpretation: Ich bin dick.

Unbewusste Interpretation: Ich bin schlechter als die anderen. Andere Menschen sind erfolgreicher und leistungsstärker als ich. Ich bin nicht gut genug. Ich muss besser werden.

**Beispiel 4:**
*»Ich hätte auch gern deine Disziplin.«*
*»Deine Figur ist so top.«*
*»Kannst du mir Tipps zum Abnehmen geben?«*

Bewusste Interpretation: Ich bin gar nicht krank.

Unbewusste Interpretation: Ich mache alles richtig mit dem Abnehmen und sollte nicht damit aufhören. Auf keinen Fall darf ich zunehmen. Denn dann sehe ich nicht mehr »top« aus und werde nicht mehr als diszipliniert wahrgenommen.

**Beispiel 5:**
*»Okay, dann iss halt nichts.«*

Bewusste Interpretation: Mach ich auch nicht, jetzt erst recht nicht!

Unbewusste Interpretation: Niemand interessiert sich für mich. Ich bin wertlos und allen anderen komplett egal.

Früher dachte ich immer, es sei die Aufgabe meines Umfeldes, genau diese Sätze zu vermeiden. Ich wollte damals nicht wahrhaben, dass mich niemals die ganze Welt mit Samthandschuhen anfassen und Rücksicht auf meine Essstörung nehmen würde. Heute verstehe ich, warum Dr. Kiesberg mich an manchen Tagen mit voller Absicht mit diesen Bemerkungen konfrontierte.

»Manchmal muss man gezielt ein wenig Salz in die Wunde streuen«, erklärte er seinen Ansatz. »Nur so können wir den Schmerz konkret lokalisieren und ihn näher betrachten. Deine Trigger weisen dich auf deine persönlichen Defizite hin. Am meisten verletzen uns die Dinge, die uns im Inneren viel bedeuten. Es ist deshalb wichtig, dass wir den Verletzungen nicht aus dem Weg gehen, sondern deine Wunde heilen. Was auch immer Menschen zu dir sagen, es liegt bei dir, welche Bedeutung du einer Aussage gibst und wie du dich anschließend fühlst.«

Als Angehöriger, Freund oder Bekannter würde ich es dennoch lassen, Betroffene bewusst zu konfrontieren. Schließlich weiß man als Außenstehender nicht, an welchem Punkt in der Therapie sich die Person befindet, und kann die Situation dementsprechend nur schlecht einschätzen.

# Die Krankheit loslassen

*»Die reinste Form des Wahnsinns ist es, alles beim Alten zu lassen und gleichzeitig zu hoffen, dass sich etwas ändert.«*
Albert Einstein

»Mit dem Wissen von heute«, sagte ich mal zu meinem Therapeuten, »würde ich wahrscheinlich nicht mehr krank werden. Ich weiß jetzt, dass die Magersucht ein falscher Weg ist, mit meinen Gefühlen umzugehen. Aber irgendwie komme ich nun auch nicht mehr aus der Krankheit heraus. Es ist, als sei sie zur Gewohnheit geworden. Sie bestimmt meinen Alltag, und ich hänge einem normalen Leben um Jahre hinterher.«

In den Monaten vor diesem Gespräch hatte ich noch dazu sehr viel an Gewicht verloren. Niemals hätte ich gedacht, dass ich jemals bereuen würde, so viel abgenommen zu haben. Doch jedes Kilogramm, das mir jetzt fehlte, war plötzlich ein Stein, der als Hindernis auf meinem Weg zur Genesung lag. Um ehrlich zu sein, glaubte ich zu diesem Zeitpunkt überhaupt nicht mehr, dass irgendetwas mir jemals helfen könnte.

»Die Magersucht war früher nur ein Symptom«, erklärte ich Dr. Kiesberg. »Sie war dafür da, mich zu beschützen. Doch ich lebe schon so lange mit ihr, und es fühlt sich so an, als hätte ich keine Kraft, ein Leben ohne sie aufzubauen.«

Ich war mir sicher, zu den über dreißig Prozent der Betroffenen zu gehören, die niemals von der Anorexie geheilt werden können. Jede einzelne Therapiestunde verließ ich verzweifelt und erschöpft. Wenn ich nur die Zeit rückgängig machen könnte, dachte ich oft, dann wäre alles wieder gut. Aber jetzt bin ich schon zu tief gefallen.

**Mama sagt:**
»Einmal sagte ich zu Tonis Therapeuten: ›Egal wie lange es dauert, versprechen Sie mir nur, dass unser Kind überlebt.‹
Er antwortete: ›Das kann ich nicht.‹«

Mir wurde damals klar, dass es für eine 18-Jährige nicht normal war, mit ihrer Mutter Supermärkte abzuklappern und die Nachmittage allein in ihrem Zimmer zu verbringen, weil ihr die Kraft und Lust fehlte, etwas zu unternehmen. »Mama, das hier ist kein Leben mehr«, sagte ich zu meiner Mutter. Doch meine körperlichen und auch meine mentalen Kräfte ließen nach.

Schließlich nahm ich meine verbliebenen Kraftreserven zusammen und unternahm einen letzten Versuch. Auf eigene Faust suchte ich im Internet nach Kliniken, las mir die Angebote durch und glich sie mit meinen Kriterien ab. Kliniken, die sich darauf konzentrierten, dass Patient XY einfach wieder mehr aß oder lediglich ein normales Gewicht erreichte, kamen erst gar nicht in meine engere Auswahl.

In einem YouTube-Video habe ich mal erzählt, dass ich mir meine Magersucht oft wie eine gläserne Kuppel vorgestellt habe, die jemand über ein Dorf gestülpt hat. Dieses Dorf stand symbolisch für mein Leben, und es war in etliche Scherben zerbrochen. Tausend kleine Teile, die sich unmöglich wieder zusammensetzen ließen. Bei meinen ersten Klinikaufenthalten hatte es sich so angefühlt, als nehme man mir meine Kuppel ab, ohne mir danach beim Wiederaufbau meines Dorfes, also meines Lebens, zu helfen. Sobald ich nach

Hause kam, saß ich wieder vor dem bekannten Trümmerhaufen und setzte die Schutzkuppel einfach aufs Neue auf. Das sollte dieses Mal nicht passieren.

Es gibt zwar tatsächlich Patienten, denen dieser Ansatz in einer auf Essstörungen spezialisierten Klinik kurzzeitig geholfen hat. Ich nehme an, das ist auch der Grund, warum viele dieser Kliniken dennoch eine gute Bewertung haben. Die Patienten merken eine rasche Verbesserung ihrer Symptome. Es ist, als hätten sie eine Schmerztablette genommen, ohne herausgefunden zu haben, wo ihre Schmerzen wirklich herkommen. Irgendwann – so stellte ich später fest – fielen die meisten von ihnen aber zurück in ihre alten Muster.

Bei der Auswahl der Klinik war es mir dieses Mal deshalb besonders wichtig, dass der Schwerpunkt nicht auf meiner Magersucht liegen würde. Klar, mein Untergewicht war das, was die Leute als Allererstes sahen, wenn sie mich anschauten. Aber letztendlich wusste ich, dass es mich nicht weiterbringen würde, wenn ich immer nur an den Symptomen arbeitete und nie auf das einging, was hinter der Krankheit vergraben lag: meine Gefühle. Meine Ängste. All die Verletzungen aus meiner Vergangenheit, die dazu beigetragen hatten, dass ich heute so verdammt litt.

Bei meiner Recherche fand ich genau eine Klinik, die trotz meines starken Untergewichts dazu bereit war, mich mit der Diagnose »akute Verschlechterung einer Depression« aufzunehmen und die Magersucht nur sekundär zu behandeln. »Ihre Tochter bekommt genau eine Chance. Wenn sie weiter an Gewicht verliert, können wir die Verantwortung nicht übernehmen. Dann müssen wir sie sofort entlassen«, sagte die Ärztin am Telefon zu meiner Mutter. Aber ich wusste, dass ich es schaffen konnte. Ich konnte mich jetzt entweder für mein Leben entscheiden, oder ich musste aufgeben. Einen Mittelweg gab es nicht – das war mir klar geworden.

## ENTSCHEIDUNGEN TREFFEN

»Das nächste Mal, wenn ich durch diese Tür gehe«, schwor ich mir am 11. April 2018, »bin ich einen großen Schritt weiter.« Natürlich war mir nach zwei erfolglosen Klinikaufenthalten bewusst, dass mich keine Behandlung der Welt auf der Stelle heilen könnte. Aber ich war bereit, mit diesem Aufenthalt ein neues Kapitel in meinem Leben zu beginnen. Meine Zeit hier würde einen Neuanfang markieren, der mir dabei helfen sollte, meine Erkenntnisse aus den vorangegangenen Therapiesitzungen zu vertiefen und praktisch umzusetzen.

Von mir zu Hause aus sind es fast sechshundert Kilometer bis nach Bad Grönenbach. Ich weiß heute noch genau, wie wir damals im Allgäu ankamen. Die Natur war unglaublich und erinnerte mich sofort an Urlaub. Emotional war ich auf einmal meilenweit von der Großstadt entfernt, in der ich mein ganzes Leben verbracht hatte. Und auch das Klinikgebäude wirkte eher wie ein Hotel, freundlich und hell.

Am Empfang begrüßte uns eine nette Dame, die mich auf mein Zimmer begleitete. Mein Vater inspizierte mit mir zusammen den Balkon und knipste ein Foto von mir, das ich drei Tage später auf Instagram mit dem Text »Manchmal braucht es eine Prise Zeit, ein Augenmaß an Hoffnung und einen Haufen Mut« postete. Das Bild bedeutet mir noch heute unfassbar viel. Da meine Eltern noch einen weiten Rückweg vor sich hatten, konnten sie dieses Mal nicht so lange bleiben. Das fühlte sich für mich aber auf einmal so in Ordnung an. Die letzten Abschiede waren trauriger gewesen. Ich drückte meine Eltern in dem Wissen, dass ich sie lange Zeit nicht wiedersehen würde.

»Ist das okay für dich?«, fragte ich meine Mutter. Die Erinnerungen an früher kamen wieder hoch. Insbesondere meine Einweisung in die geschlossene Psychiatrie dreieinhalb Jahre zuvor hatte meiner Mama so zugesetzt, dass ich mich plötzlich viel mehr um ihre Gefühle sorgte als um meine.

»Es ist anders hier«, sagte sie. »Dieses Mal habe ich ein gutes Gefühl.«

Sie küsste mich zum Abschied. Dann küsste mich mein Vater. Ich klammerte mich nicht an den beiden fest, bat sie nicht, noch etwas länger zu bleiben, sondern sagte: »Okay, dann fahrt vorsichtig!«

Meine Eltern nickten und lächelten mir zu. Aus dem Auto schrieben sie mir eine Nachricht, in der sie mir versicherten, dass ich es schaffen könnte. Wenn ich es wirklich wollte.

**Mama sagt:**
»Nach Tonis letztem Absturz wurde uns bewusst, dass wir die Vorstellung aufgeben mussten, sie irgendwie retten zu können. Wir hatten längst aufgehört, ihr Essverhalten zu kontrollieren oder sie zu irgendetwas zu zwingen. Ihr Therapeut sagte uns: ›Wenn Ihre Tochter leben will, muss sie das von sich aus zeigen.‹ Als wir Toni dann zu ihrem dritten Klinikaufenthalt brachten, hatte ich zum ersten Mal das Gefühl, dass sie bereit dazu war, etwas an sich zu verändern.«

Aus der kleinen kranken Toni, die jahrelang den Schutz ihrer Eltern gesucht hatte, wurde in der Klinik auf einmal »Frau Wesseling«. Dass meine Bezugstherapeutin mit dieser Anrede nicht meine Mutter meinte, sondern mich, war zuerst gewöhnungsbedürftig, doch nach einigen Tagen freundete ich mich mit dem Gedanken an, von nun an eine selbstbestimmte, erwachsene junge Frau zu sein. Tatsächlich fühlte ich mich im Vergleich zu meinem ersten Klinikaufenthalt um einiges gereift.

Im Laufe der nächsten Wochen bekam ich von Freunden und Bekannten häufig die Frage gestellt, ob ich mich in der Klinik überhaupt wohlfühlen würde, weil ich mit Abstand die Jüngste dort war. Doch um ehrlich zu sein, denke ich, das war das Beste, was mir überhaupt passieren konnte. Mir wurde klar, dass es sich bei meinem Aufenthalt nicht um ein Feriencamp oder eine Klassenfahrt handelte. Am Essenstisch unterhielt ich mich mit Erwachsenen, von denen die meisten wegen Depressionen, einem Burn-out oder Traumata hier behandelt wurden. Ich erfuhr endlich einmal keine Ablenkung durch andere Jugendliche und kam in Kontakt mit mir selbst. Der Abstand von zu Hause war einerseits beängstigend, andererseits aber auch befreiend. Ich merkte, wie ich von Tag zu Tag an innerer Reife gewann.

## MUTIG SEIN

Die Genesung von einer Essstörung ist ein langer Weg, und ich verstehe heute noch meine Angst, auf der Hälfte der Strecke zu scheitern. Meine größte Furcht war immer, am Ende normalgewichtig zu sein, aber es nicht akzeptieren zu können.

Manchmal schlugen mir Leute vor, dass ich es doch einfach versuchen könne. »Wenn es so schlimm ist, kannst du doch zurück. Du weißt doch, wie es geht.«

Ich dachte viel darüber nach. Ja, ich wusste, wie man hungerte, ich kannte die Kalorientabellen eines jeden Nahrungsmittels auswendig. Aber was, wenn ich das verlernen würde?

Wenn ich an einem gewissen Punkt nicht mehr zurückkönnte, obwohl ich mich so sehr danach sehnte?

Ja, der Weg der Heilung ist lang. Viele ehemals Betroffene haben Jahre gebraucht, bis sie wieder ein normales Leben führen konnten. Aber nie ins kalte Wasser zu springen, die Stimme der Krankheit nie loszulassen – das ist, wie wenn man einen Bestseller schreiben wollte, aber sich nie an das erste Kapitel traut, aus Angst, das Ende niemals zu erreichen. Niemand weiß, wie der Weg endet, und auch mich gruselte es davor. Die Sorge, das Ziel nie zu erreichen, war allgegenwärtig.

Die amerikanische Schriftstellerin Anaïs Nin schrieb einmal: »Und es kam der Tag, da das Risiko, in der Knospe zu verharren, schmerzlicher wurde als das Risiko zu blühen.« Ich wollte endlich blühen. Ich wollte dieses tote Leben beenden, denn ich wusste, dass es kein Leben mehr war. Und das konnte ich nur, indem ich mich meiner Angst stellte.

Ich konzentrierte mich also wieder auf mein imaginäres Dorf, mein Leben, und fragte mich, ob ich in ein paar Jahren lieber vor einem Rohbau eines Dorfes stehen wollte oder vor einem Trümmerhaufen unter einer gläsernen Kuppel. Wenn ich ehrlich war, fand ich beide Optionen gleichermaßen unbefriedigend. Aber, fragte ich mich still, weshalb dann nicht lieber den Versuch starten, das Dorf wiederaufzubauen, anstatt die Gewissheit zu haben, dass mein Leben für immer ein Trümmerhaufen bleiben würde? Mir wurde klar: Eines Tages würde es zu spät zum Bauen sein. Dann gäbe es keine Steine mehr zum Stapeln und keine Menschen, die in meinem Dorf würden leben wollen. Und das alles nur, weil ich mein Leben lang Angst vor dem Rohbau gehabt hatte.

Irgendwann mal hatte ich in einem Kiosk eine Karte mit folgendem Spruch gefunden: »Das Leben beginnt erst dort, wo deine Komfortzone endet.« Diese Karte hängte ich mir in meinem Zimmer auf, und ich wünsche mir, dass das auch meine Leserinnen und Leser tun, im übertragenen Sinne natürlich. Bitte rahme dir diese Botschaft in deinem Kopf ein und denke oft an sie. Lebe nach ihr. Und wenn in deinem Kopf eine Stimme laut wird, die dich zurück in deine Komfortzone ziehen will, besinne dich wieder und wieder auf diesen Leitsatz.

Meine Freundin Sarah hat mal gesagt: »Alles, was stirbt, schreit.« Die Kunst ist es, dieses Schreien so lange auszuhalten, bis alle Zweifel tot sind – und bis dahin heißt es: Augen zu und durch! Deine persönliche Rettung und dein Erfolg liegen ganz allein in deinen Händen.

Ich erinnere mich noch gut an ein Gespräch, das ich in der Klinik mit meiner Therapeutin geführt habe. Ich hatte einen ziemlich schlechten Tag, weil ich einige Hundert Gramm abgenommen hatte, und saß wie ein Häufchen Elend vor ihr im Therapiesessel.

»Sind Sie noch im Boot?«, fragte meine Therapeutin und sah mich kritisch an. »Schwimmen wir beide noch in die gleiche Richtung?«

Ich zögerte, nickte aber schließlich.

»Dann möchte ich aus Ihrem Mund hören, dass Sie auch zunehmen wollen«, sagte sie.

»Nein. So ist das nicht. Ich möchte nicht zunehmen«, sagte ich daraufhin. »Aber der Unterschied zu früher ist, dass ich jetzt bereit bin, es zu tun, um wieder gesund zu werden.«

### MEIN TIPP ZUM LOSLASSEN DER MAGERSUCHT

1. Visualisiere, was dich am Ziel erwartet! Warum lohnt es sich, wieder gesund zu werden? Wenn das Ziel so verlockend ist, dass der Wunsch, es zu erreichen, größer ist als die Angst vor dem Weg, ist das ein riesiger Ansporn. Ich habe mir das immer vorgestellt wie ein Flussufer, über das man springen muss. Überleg dir: Was wartet auf der anderen Seite auf dich, dass du möglichst schnell dorthin gelangen möchtest?
2. Mach dir bewusst, welches Risiko besteht. Was könnte schlimmstenfalls passieren? Und ist das wirklich schlimmer als der Zustand, in dem du dich gerade befindest?
3. Handle einen Vertrag mit dir selbst aus und beginne mit dem Satz: »Ich habe die Entscheidung getroffen loszulassen.« Diese Einstellung in Worten festzuhalten, halte ich für unheimlich wichtig. Mir hat das eine neue Art von Selbstbestimmtheit gegeben. Es erschien mir außerdem wesentlich angenehmer und erstrebenswerter, die Krankheit aus eigenem Willen loszulassen, anstatt das Gefühl zu haben, sie einfach zu verlieren.

## DIE EIGENE MOTIVATION ENTDECKEN

Ich bin mir ziemlich sicher, dass viele sich beim Lesen dieser Seiten fragen werden: Aber *was genau* war dieses Mal anders? Warum fühlte sich die Entscheidung, dir Hilfe zu holen, plötzlich richtig an? Eine gute Frage! Auch wenn mein körperlicher Zustand kritischer war als je zuvor, hatte ich zum ersten Mal die Motivation, etwas zu verändern. Was war passiert?

Wenn es um Veränderungen geht, lohnt es sich in meinen Augen immer, sich zwei konkrete Fragen zu stellen. Erstens: Wo will ich hin? Was ist mein Ziel? Und zweitens: Was bin ich bereit dafür zu geben, mein Ziel zu erreichen? Die Voraussetzung, um am Ende an das Ziel zu gelangen, ist, dass die Antwort auf die zweite Frage so ausfällt, dass sie das Erreichen des Zieles auch tatsächlich ermöglicht. Wenn sich beide Antworten widersprechen, wird das natürlich nichts.

Bei meinen ersten beiden Klinikaufenthalten war meine Antwort auf die Frage Nummer eins: »Ich möchte gesund sein.« Auf die zweite Frage hingegen antwortete ich stets: »Alles. Aber zunehmen will ich nicht.« Das konnte ja nicht gut gehen.

Sich von alten Mustern zu trennen, ist immer schwer. Nicht nur bei einer Essstörung ist es verdammt hart, Vertrauen in die Zukunft zu haben. Angst ist okay.

Das gesunde Leben ist einem ja auch völlig fremd. Zum Zeitpunkt meiner letzten Einweisung war ich fast fünf Jahre lang in meiner Anorexie gefangen gewesen, ich hatte quasi meine ganze Jugend damit verbracht. Ich wusste gar nicht mehr, wie sich ein Leben ohne sie anfühlte.

Während meines ersten Klinikaufenthaltes gab ein Betreuer mir einmal die Aufgabe, alle möglichen körperlichen Folgen der Magersucht im Kopf durchzuspielen. »Du hast Haarausfall, bekommst brüchige Nägel, deine Knochen gehen kaputt, und deine Gehirnzellen sterben ab«, sagte er zu mir. Er rasselte eine ganze Liste mit negativen Auswirkungen herunter, die meine Essstörung letztendlich auf mich haben würde. Natürlich dachte ich kurz darüber nach. Frieren war unglaublich nervig, die Konzentrationslosigkeit, das Schwächegefühl beim Treppensteigen ... All diese Dinge machten das Leben schwer. Andererseits gaben sie mir auch so viel Macht. Die

Momente, in denen ich mich im Schulgebäude die Stufen hochkämpfte, die Unterrichtsstunden, die an mir vorbeirasten, weil ich geistig nicht folgen konnte, die Abende, an denen ich mein Herz so schnell klopfen hörte, dass ich nicht sicher war, ob ich am nächsten Tag wieder aufwachen würde ... All diese Erlebnisse sorgten dafür, dass ich mich stark fühlte. Weil ich mich nicht aufhalten ließ. Weil ich meine Grenzen überwand.

Die Argumente der Menschen um mich herum waren nicht stark genug. Ich konnte mich in ihnen nicht wiederfinden. Und der schlimmste denkbare Fall? »Das passiert mir doch nicht«, sagte ich mir dazu immer wieder.

Dadurch, dass die Therapien in meiner dritten Klinik nicht verpflichtend waren und man sich in Absprache mit den Ärzten von manchen Stunden befreien lassen konnte, hatte ich auf einmal den Eindruck, als individueller Mensch gesehen zu werden. Anders als in der Schule oder bei meinen vorigen Klinikaufenthalten wurde das Konzept hier sehr auf das einzelne Individuum zugeschnitten. Die Therapeuten legten großen Wert darauf, dass wir eigene Entscheidungen für uns trafen. Das gab uns Patienten viele Freiheiten, aber auch viel Verantwortung. Plötzlich musste ich selbst herausfinden, was mir gefiel und welche Ansätze mich vorwärtsbrachten. Am liebsten mochte ich die Gestaltungstherapie, in der wir auf Leinwände malen, Steine schleifen oder basteln konnten. Hier konnte ich mich ausprobieren, herausfinden, was mir lag und was nicht. Mir wurde plötzlich klar, dass es für mich noch jede Menge zu entdecken gab.

Auch die wunderschöne bayerische Natur tat mir unfassbar gut. Ich verbrachte unheimlich viel Zeit damit, in der nahen Umgebung spazieren zu gehen und Hörbücher zu hören. Als ich eines Morgens einen kleinen Hügel am Schlossberg in Bad Grönenbach hinauflief, überkam mich zum ersten Mal seit einer Ewigkeit ein heißes Glücksgefühl. Die Luft roch nach Frühling, die Sonne schien über die herrlich grüne Landschaft, und mir wurde mit einem Mal bewusst, wie viel Potenzial in meinem Leben steckte. In diesen freien Momenten entdeckte ich einen neuen Sinn in meiner Existenz.

Anfangs hatte ich vorgehabt, während meines Aufenthaltes in der Klinik kaum Videos für meinen YouTube-Kanal zu drehen. Einerseits wollte ich mir eine Auszeit gönnen, andererseits wusste ich nicht, wie ich meinen Zuschauerinnen und Zuschauern erklären sollte, warum ich so weit weg von zu Hause war. Mein Vater hielt es für keine gute Idee, meine Krankheit öffentlich zu machen. Er wollte mich beschützen, und ich spürte seine Sorge, dass ich solche privaten Videos sonst eines Tages einmal bereuen könnte. Auch ich hätte damals nie gedacht, dass ich irgendwann mal so offen über meine Probleme sprechen würde, wie ich das heute tue. Doch als ich langsam in meinem Klinikalltag angekommen war, ergriff mich eine unfassbare Sehnsucht nach meiner Kamera. Und so kam es, dass ich die ersten Aufnahmen in meiner neuen Umgebung startete und öffentlich andeutete, wo ich mich gerade befand und was mit mir los war.

Tatsächlich stellte niemand neugierige Fragen, obwohl ich das meinen Zuschauerinnen und Zuschauern nicht mal hätte übel nehmen können. Ein paar Besserungswünsche gesellten sich zu den anderen Kommentaren unter meinen Videos, doch insgesamt gab meine kleine Community mir die ganze Zeit über das Gefühl, nach wie vor einfach *ich* zu sein. Mir wurde klar, dass ich längst nicht nur meine Krankheit war, sondern einfach Toni, die mit großer Leidenschaft über

Bücher redete, Tipps zur veganen Ernährung gab und öffentlich all das teilte, was mich eben bewegte. Oft nahm ich meine Kamera mit nach draußen, setzte mich mitten aufs Feld und nutzte den Selbstauslöser, um die Momente festzuhalten, die mir neuen Lebenswillen gaben. Mehr und mehr wurde mir klar, was mich glücklich machte, wer ich war – und was ich wollte.

## EIGENVERANTWORTUNG ÜBERNEHMEN

Ich könnte in diesem Buch natürlich versuchen, jeden einzelnen Tag meines Aufenthaltes genauestens zu beschreiben, aber erstens bin ich mir sicher, dass ich bei den Details kläglich versagen würde, und zweitens ist keinem von uns damit geholfen, wenn ich alles bis ins Detail Revue passieren lasse. Trotzdem ist es wichtig, dass du einen Eindruck davon bekommst, wie meine Zeit in der Klinik aussah und warum sie mir so geholfen hat.

Ganz am Anfang wurde ich natürlich erst mal durchgecheckt. Ich wurde gemessen und gewogen, meine Herzfrequenz wurde kontrolliert und mein Körper auf Verletzungen und blaue Flecken inspiziert. Im Gespräch mit der Oberärztin wurde die Regel vereinbart, dass ich mich frei bewegen durfte, solange mein Gewicht nicht weniger wurde. Das ist für eine Klinik sehr ungewöhnlich, aber für mich war diese Eigenverantwortung wichtig, um zu verstehen, dass ich all das nur für mich tat und niemand ein größeres Interesse daran hatte, mich am Leben zu halten, als ich selbst. Da es hier kaum andere Essgestörte gab, kontrollierte außerdem niemand die Mahlzeiten, jeder durfte essen, wo er wollte, und den Teller sogar mit aufs Zimmer nehmen. Außerdem durfte man im Patientenkühlschrank eigene Lebensmittel lagern, sodass ich mir frisches Obst, meine liebsten pflanzlichen Joghurtalternativen und eigene Aufstriche besorgen konnte.

Jeden Tag wurden drei Mahlzeiten angeboten, die man sich am Büfett abholen konnte. Es gab die Wahl zwischen einem vegetarischen und einem veganen Gericht. Zweimal die Woche wurde außerdem Fleisch und einmal Fisch angeboten. Da viele Patienten zusätzlich zu ihren psychischen Problemen auch körperliche Einschränkungen hatten, wurde großer Wert auf eine gesunde und vollwertige Ernährung gelegt. Bereits am ersten Tag gelang es mir unter diesen Umständen, meine Portionen deutlich zu steigern. Meine Therapeuten erklärten mir später, dass sie diesen »Klinikeffekt« häufig beobachten könnten, wenn Patienten bei einem stationären Aufenthalt durch die neu geschöpfte Hoffnung einen enormen Schub an Motivation und Energie bekämen.

Die Natur um die Klinik herum tat mir unfassbar gut. Ich spazierte durch den nahe gelegenen Wald und erkundete zu Fuß die gesamte Umgebung. Dabei kämpfte ich am Anfang noch unheimlich stark gegen meine Zwänge und kontrollierte jeden Schritt und die verbrauchten Kalorien auf meiner Fitnessuhr. Ich hatte Schwierigkeiten, mich länger als notwendig auf mein Bett zu setzen, und ging stundenlang mit einem Buch in der Hand in meinem Zimmer umher. Dann gab es da noch das Klinikschwimmbad, und einmal lieh ich mir sogar für meinen Ausgang ein Fahrrad beim Hausmeister.

Insgesamt bin ich mir ziemlich sicher, dass sich viele Essgestörte durch so ein freies Klinikkonzept allein gelassen fühlen würden. Wer als hochgradig Essgestörter plötzlich vor einem Frühstücksbüfett steht und sich selbst eine normale Portion Müsli auf den Teller laden soll, ist natürlich überfordert. Von daher verstehe ich alle potenziellen Einwände von Betroffenen, die jetzt wild aufschreien: »Das ist doch ein total beknacktes Konzept! Sind die irre?« Ich will an dieser Stelle eine sehr mutige Aussage machen: Schmeiß dich ins kalte Wasser! Betroffene, die keine Bereitschaft zeigen, aus der eigenen Komfortzone herauszutreten, können nicht gesund werden.

Auch bei mir gab es Tage, an denen ich fassungslos dastand und am liebsten komplett in die Magersucht zurückgefallen wäre. Gleichzeitig wusste ich, dass es in diesem Augenblick allein an mir lag. »Das Hungern wäre jetzt so viel einfacher. Das kenne ich. Es gibt mir Sicherheit«, sagte eine Stimme in meinem Kopf. Alles, was ich tun konnte, war, mir selbst zu entgegnen: »Aber Toni, bist du sicher, dass dich das, was du gerade tust, in der Zukunft weiterbringt?« Nein. Und deshalb entschied ich mich dagegen.

In einem YouTube-Video habe ich mal Folgendes gesagt: »Genesung ist für mich eine Entscheidung. Ich habe mich entschieden, diesen Weg zu gehen, und weiß, dass ich mich von der Stimme der Krankheit nicht mehr unterkriegen lasse.«

Mal im Ernst: Falls du selbst essgestört bist, haben dir vermutlich schon viele Menschen gesagt, dass das, was du dir antust, absolut gefährlich und irre ist. Hast du dich von diesen Einwänden abhalten lassen? Nein. Ich nehme an, das hast du nicht. Also warum solltest du auf die Stimme in deinem Kopf hören, die dich zurückhalten will?

## DEN EIGENEN LEBENSWILLEN STÄRKEN

John Strelecky schrieb in *The Big Five for Life,* man solle sich vorstellen, nach dem eigenen Tod durch das Museum seines Lebens zu schreiten. Nachdem ich das gelesen hatte, stellte ich mir immer häufiger die Frage, welche Bilder mich am Ende meiner Tage erfüllen würden. Wofür würde sich der Gang durch das Museum meines Lebens lohnen? So wie mein Leben derzeit aussah, lag ich abends oft im Bett, und mein einziger Gedanke galt dem innigsten Wunsch, nie mehr wach zu werden. Natürlich sorgte ich mich um meine Eltern. Ich wollte sie niemals verletzen oder mit der Angst quälen, mich zu verlieren. Aber nicht selten fühlte ich mich dennoch so kraftlos und leer, dass ich ihnen einfach nichts vormachen konnte. Waren das Bilder, die mich am Ende meines Lebens zufrieden machen würden? Nein, vermutlich nicht.

Aber was war es dann, wofür ich lebte? Was könnte mich einmal erfüllen? Gerade regierte in mir die Stimme der Magersucht, die mir sagte, was richtig und was falsch war und was ich Tag für Tag tun sollte.

Ich möchte dabei noch einmal betonen, dass es sich bei dieser »Stimme« der Magersucht nicht um eine richtige Stimme handelt. Man hört nicht wirklich Stimmen im Kopf, wie das zum Beispiel Schizophrene tun, sondern ist in vielen Augenblicken einfach der Meinung, die Appelle der Magersucht seien die eigene Überzeugung. Und genau das macht die Krankheit so gefährlich – man glaubt, alles rein freiwillig zu tun.

Doch diesen Glauben stellte ich jetzt infrage. Wie oft hatte ich gedacht, dass das, was ich gerade tat, das einzig Wahre war? Aber war es das wirklich? Ich öffnete mich für die Vorstellung, dass es da draußen vielleicht noch eine andere Wahrheit als die der Magersucht geben könnte. Oder eventuell sogar ganz viele andere Wahrheiten. Ich musste nur lernen, sie zu sehen. Das bedeutete, dass meine Aufgabe nun war, eine zweite Stimme in meinem Inneren zu erschaffen. Eine Stimme, die mich in den Augenblicken, in denen die Magersucht wieder laut wurde, an meine eigene Wahrheit erinnerte – an die Bilder, die ich am Ende meines Lebens gern sehen wollte.

Um diese Stimme zu stärken, fing ich in der Gestaltungstherapie deshalb an, an einer Leinwand zu arbeiten. Sie war eine Art Vision Board, ein visueller Ausdruck meiner eigenen Stimme, der meine Träume, Ziele und Visionen enthielt. Mein Wunsch, wahrhaftig leben zu wollen, musste größer werden als jeder Zweifel, der mich in der Krankheit hielt. Sich sein Ziel bildlich vorzustellen, kann ich jedem dabei nur empfehlen. Bei meinem Kampf gegen die Magersucht hat es mir enorm geholfen, ein konkretes Bild vor Augen zu haben. Ich wusste genau, wofür ich kämpfte. Dass man sich nur Dinge zum Ziel setzt, die auch wirklich umsetzbar sind, ist dabei übrigens extrem wichtig.

Während meiner Zeit in der Klinik malte ich mir immer mehr Ideen für meine Zukunft aus. Ich druckte Bilder aus dem Internet aus, suchte Fotos von schönen Erinnerungen heraus und schrieb motivierende Zitate auf. In den Momenten, in denen die Krankheit ihre Krallen ausfuhr und mich überreden wollte, ihren Anweisungen zu folgen, schaute ich auf mein Vision Board, ballte die Fäuste und sagte: »Nicht mit mir. Ich habe eine Entscheidung getroffen. Ich will leben.«

# Die Sprache der Gefühle

Wenn mich Menschen heute fragen: »Was steckt hinter einer Essstörung, wenn es nicht ein Problem mit dem Essen selbst ist?«, dann antworte ich für gewöhnlich: »Ein gestörter Umgang mit Gefühlen.« Und zwar ist das nicht nur die Ursache für Essstörungen, sondern auch für die meisten anderen psychischen Erkrankungen. Wie ich bereits erklärt habe: Meine Krankheit kompensierte viele Gefühle. Angefangen bei der Angst vorm Erwachsenwerden bis hin zum Wunsch nach Sichtbarkeit.

Ich glaube, wenn ich einen Lehrplan für die Schulen in diesem Land schreiben müsste, stände »Gefühlslehre« ganz oben drauf. Das klingt vielleicht verrückt, und vor zwei Jahren hätte ich selbst noch nicht geglaubt, dass Gefühle so ein Chaos im Menschen und in unserer Gesellschaft anrichten können. Aber heute weiß ich es aus eigener Erfahrung. Allerdings muss ich mich hier schon zum ersten Mal korrigieren: Eigentlich sind es gar nicht die Gefühle selbst, die uns Schaden zufügen, sondern es ist unsere Handhabung mit ihnen, die schädlich ist. Denn Gefühle sind eigentlich ein riesengroßes Geschenk für uns Menschen. Sie zeigen uns, was wir für unser Wohlergehen brauchen, und sichern somit unser Überleben. Allerdings wird uns durch die in unserer Gesellschaft geltenden Normen und Regeln mittlerweile zu oft suggeriert, wir müssten unsere Gefühle verstecken. Wir leben heute in einer Welt, in der Weinen in der Öffentlichkeit mit Scham belegt ist, man beim ersten Date besser nicht zu viel Interesse zeigen sollte und wir lieber die Helden spielen, statt zu unseren Ängsten zu stehen. Das kann ja nicht gut gehen.

Als ich in Bad Grönenbach auf dem Therapieplan das Wort »Körpertherapie« las, bekam ich Würgereize, denn ich erinnerte mich an die Körpertherapie und das Seillegen aus der zweiten Klinik. Alles hatte sich dabei darum gedreht, mir zu zeigen, dass ich ein unrealistisches Bild von den Maßen meines Körpers hatte. Gebracht hatte es mir nichts, deshalb startete ich auch dieses Mal mit wenig Motivation in die Therapie. Aber ich wurde überrascht. Das Wort Körpertherapie war von mir als Essgestörte nämlich völlig falsch interpretiert worden. Es ging in dieser Therapie nicht darum, wie ich meinen Körper optisch wahrnahm, sondern Ziel war, dass ich lernen sollte, meine Gefühle wieder bewusst wahrzunehmen.

## FÜHLEN, NICHT DENKEN

*»Frag dich nicht, was richtig ist, frag dich, was du fühlst.«*
Julia Engelmann

Meine Therapeutin in der Klinik sagte oft zu mir: »Ich habe Sie gefragt, wie Sie sich fühlen, nicht, was Sie denken«, wenn ich ausholte, um von meinen Problemen zu erzählen. Ich brauchte lange, um zu verstehen, was genau sie damit meinte.

Wenn wir etwas wahrnehmen, beurteilen wir es sofort. Oft machen wir uns stundenlang einen Kopf, ob wir etwas falsch gemacht haben, und fragen uns, welche Auswirkungen bestimmte Gedanken oder Handlungen wohl auf unser Leben haben werden. Ich persönlich dachte viel darüber nach, was richtig und was falsch war. In diesem Buch habe ich ja schon von meinen Zwängen erzählt – aber glaub mir, diese Schilderungen waren nur ein kleiner Teil dessen, was ich erlebt habe. Mit meinen qualvollen Gedanken bin ich wirklich durch die Hölle gegangen. Ich sah alles im Leben in Schwarz oder Weiß, mein Kopf dachte stets in Schubladen.

Ich habe schon oft erlebt, dass ich mich für ein Gefühl, das ich hatte, so verurteilt habe, dass dieses immer stärker wurde und es mir dadurch nur schlechter ging. Beispielsweise kam es schon häufig vor, dass ich grundlos auf eine Person sauer war oder mich kleine Handlungen von anderen maßlos enttäuscht haben. Manchmal habe ich mich hinterher so für meine Emotionen verurteilt, dass ich in ein tiefes Loch gefallen bin. Als kleines Kind wurde ich oft aggressiv, warf Dinge durch die Gegend oder schrie Menschen an, die mir eigentlich wichtig waren. Heute weiß ich, dass die meisten dieser Reaktionen aus purer Verzweiflung geschahen. Oft hatte ich in Diskussionen das Gefühl, dass meine Meinung nicht akzeptiert wurde. Wenn jemand nicht die gleiche Ansicht hatte wie ich, fühlte es sich für mich so an, als wolle man mir meine eigene Meinung wegnehmen. Wenn nur ich selbst an etwas glaubte, war mir das nicht genug, denn *ich* war mir nicht genug.

In der Klinik verstand ich endlich, dass jedes Gefühl eine Daseinsberechtigung hat. Wenn ich meine Gefühle so annehme, wie sie sind, sind sie viel leichter zu ertragen und verlieren schneller an Intensität. Hier ein Beispiel: Manchmal sind wir unglücklich, weil die Dinge nicht so laufen, wie wir uns das vorgestellt haben. Vielleicht hat uns eine geliebte Person versetzt, und wir fühlen uns einsam und wertlos. Früher hätte ich solche Gefühle verurteilt. Ich hätte mich schuldig gefühlt, weil ich mir dachte: Was sind meine Sorgen denn im Verhältnis zu den Problemen von Menschen, denen es richtig schlecht geht, die arm sind oder krank? Ich weiß, dass uns heutzutage oft geraten wird, mehr Dankbarkeit zu empfinden. Wir sollen uns auf das besinnen, was wir haben, uns quasi »zusammenreißen«. Keine Frage, Dankbarkeit ist ein wichtiges Thema, dem ich an späterer Stelle noch ein ganzes Kapitel widmen werde, denn es gibt tatsächlich viele Situationen, in denen wir viel mehr schätzen sollten, was wir alles haben. Aber wenn in der Vergangenheit die Gefühle in meiner Brust überhandgenommen haben, hat es mir kein einziges Mal weitergeholfen, wenn ich mir selbst gesagt habe, dass meine Probleme gar nicht groß genug seien und meine Gefühle eigentlich unbegründet oder falsch. Es ist wichtig zu verstehen: Gefühle brauchen keinen Grund, um da zu sein. Sie sind weder richtig noch falsch. Wir sollten sie deshalb nicht ver- oder beurteilen, sondern lediglich spüren.

## WAS UNSERE GEFÜHLE UNS SAGEN WOLLEN

Während meiner Zeit in der Klinik bekam ich ein Paket mit Büchern zugesendet, das ich auf meinem YouTube-Kanal in einem »Unboxing«-Video auspacken wollte. Da ich damals noch nicht offen über meinen Klinikaufenthalt gesprochen hatte, wurde der Karton an meine Heimatadresse in Duisburg geschickt. Ich bat also meine Mutter, mir das Paket in die Klinik zu senden, und gab ihr dazu konkrete Anweisungen: »Bitte steck das Paket ungeöffnet in einen größeren Karton. Ich möchte nicht, dass die Verpackung von außen beschädigt wird. So kann ich es in meinem Video nämlich live auspacken.«

Ein paar Tage später erreichte mich die Sendung. Meine Mutter hatte in der Eile vergessen, meine Anweisungen zu befolgen, und den Originalkarton der Firma, der mit einem wunderschönen Muster bedruckt war, mit dickem Paketband überklebt. Als ich das sah, fing ich vor lauter Hilflosigkeit an zu weinen. Damals kam es in solchen Momenten häufig vor, dass ich zu selbstverletzendem Verhalten griff. Ich fügte mir physisch oder psychisch Schaden zu, um mich für meine nicht akzeptablen Gefühle zu bestrafen. Ich konnte einfach nicht annehmen, wie riesig groß die Enttäuschung war, die in mir brodelte. Immerhin wusste ich, dass meine Reaktion objektiv gesehen komplett übertrieben war.

Ein paar Minuten später musste ich zur Körpertherapie. Als ich im Übungsraum ankam, stand meine Therapeutin einem Häufchen Elend gegenüber. Unter Tränen erklärte ich ihr, was passiert war, und rechnete damit, dass sie mich für verrückt halten würde. Heulen wegen eines falsch gepackten Pakets?

»Sie brauchen sich für kein Gefühl zu rechtfertigen, zu schämen oder zu erklären«, sagte Frau Jung allerdings. »Hören Sie in sich hinein. Was genau fühlen Sie?«

Ich erinnere mich noch genau, wie wir uns auf den Boden setzten und meine Therapeutin ein Blatt zwischen uns legte, das sie anschließend in vier Teile faltete. In jede Ecke des Blattes schrieb sie ein Wort. Oben links: Wut. Oben rechts: Trauer. Unten links: Angst. Unten rechts: Freude.

»Wir haben diese vier Grundgefühle in uns. Und jedes davon ist unendlich wichtig«, erklärte Frau Jung. »Alle anderen Gefühle lassen sich einer dieser Kategorien unterordnen. So wie Scham oder Neid meist eine Form der Angst sind, gehört Ärger zur Wut. Das Gefährliche ist, dass wir unseren Gefühlen manchmal nicht zuhören. Sie glauben, dass Sie wegen des Pakets weinen?«

Ich nickte. »Ja, meine Mutter hört mir nie zu.«

Frau Jung lächelte. »Genau. Ich denke, dass Sie nicht wegen Ihres Pakets weinen«, sagte sie. »Meistens stecken hinter unseren Gefühlen Bedürfnisse, die uns nicht erfüllt wurden.«

Sie schaute mich mit sanften Augen an: »Was fühlen Sie, wenn Sie sich vorstellen, dass Ihre Mutter Ihre Aufforderungen ignoriert hat, weil sie Ihnen nicht richtig zugehört hat?«

Ich überlegte kurz. »Ich habe das Gefühl, dass ihr meine Wünsche nicht wichtig sind und sie mich nicht ernst nimmt.«

Frau Jung nickte. »Es geht Ihnen hier also gar nicht um das Paket selbst, sondern vielmehr um das Gefühl, das Ihre Mutter in Ihnen auslöst. Und das ist alles genau richtig so und hat seine Gründe.«

Zuerst verstand ich nicht, was Frau Jung mir damit sagen wollte. »Wieso sollte ich solche Gefühle brauchen? Das verstehe ich nicht.«

Sie schob mir das Blatt zu, auf das sie die vier großen Emotionen geschrieben hatte.

**Warum habe ich Angst?**

»Angst hat viele Gesichter. Angefangen mit dem Schreck, der uns überkommt, wenn wir plötzlich ein lautes Geräusch hören, über die Panik vor einer Prüfung bis hin zur Todesangst. Unsere Angst ist eine Warnung an uns. Sie bringt uns dazu, vorsichtig zu sein und vor Gefahr zu fliehen. Wenn Sie ein lautes Geräusch hören, sollten Sie womöglich weglaufen. Vor einer wichtigen Klausur ist es gut, sich ausreichend vorzubereiten, und bei Todesangst pumpt unser Körper viel Adrenalin durch uns, damit wir hoch konzentriert sind. Stellen Sie sich mal vor, wir hätten keine Angst! Wir würden uns andauernd in Gefahr begeben.«

**Wieso bin ich wütend?**

»Auch die Wut zeigt sich ganz verschieden. Insgesamt geht es bei ihr aber darum, dass uns der Jetzt-Zustand nicht erfüllt und wir etwas ändern sollten. In diesem Sinne ist Wut auch vergleichbar mit Schmerz. Wenn uns jemand immer und immer wieder verletzt und uns damit schadet, werden wir zornig und gehen auf Distanz. Ein ganz natürliches Verhalten. Absolut gesund.«

**Was macht mich traurig?**
»Trauer ist wichtig, um Vergangenes zu verarbeiten. Sie hat nie mit der Zukunft zu tun, denn wir bedauern nur Dinge, die bereits geschehen sind. Trauer hilft uns dabei, einen Abschluss mit der Vergangenheit zu finden. Wir lernen, Vergangenes loszulassen und Abschied zu nehmen.«

**Wann empfinde ich Freude?**
»In angenehmen Situationen stellt sich bei uns Freude ein. Wir drücken sie mit einem Lächeln oder Lachen aus. Diese Emotion ist wichtig, weil sie uns beim Vorankommen in der Welt hilft und uns zugänglich unseren Mitmenschen gegenüber macht. Wir fühlen uns mutiger, sind offener für Neues und insgesamt optimistisch gestimmt. Außerdem wirkt sich Freude positiv auf unseren Körper aus, weil durch sie schädliche Stresshormone abgebaut werden.«

»Aber wie begegne ich diesen Gefühlen am besten? Zum Beispiel, wenn ich gerade Angst habe, aber weiß, dass sie total falsch ist?«, fragte ich.

Sofort schüttelte Frau Jung den Kopf. »Unsere Gefühle sind nicht richtig oder falsch. Genau darum geht es. Wir dürfen sie nicht verurteilen, sondern müssen sie annehmen und akzeptieren. Versuchen Sie niemals, vor der Angst wegzulaufen. Sie wird Sie einholen, das verspreche ich Ihnen. Und dann packt das Gefühl Sie von hinten und wirft Sie unerwartet um.

Genauso verhält es sich mit der Wut und allen anderen Gefühlen. Was Sie tun können, wenn sie emotional werden, ist, sich selbst bewusst zu machen, was das Gefühl Ihnen gerade vermitteln möchte.«

Ich nickte. So langsam verstand ich. Aber ich wollte noch etwas detaillierter darüber reden. »Ich fürchte mich häufig vor Verantwortung«, erklärte ich Frau Jung. »Ich habe Angst, Menschen zu enttäuschen oder Fehler zu machen.« Während ich das sagte, wurde mir bewusst, dass die Magersucht genau diese Angst kompensierte. »Ich denke: Wenn ich Fehler mache, bin ich wertlos. Andere sind besser als ich. Sie werden mich übersehen oder sogar verlassen.«

»Sehen Sie. Sie haben keine Angst vorm Erwachsenwerden an sich«, sagte Frau Jung. »Sie fürchten sich davor, allein zu sein. Und genau diese Furcht ist menschlich. Sie haben Ihre Gefühle nur nicht richtig verstanden und nicht gelernt, ihnen mit Respekt zu begegnen.«

»Ich werde meistens nur wütend und selbstzerstörerisch, wenn ich irgendetwas fühle. Und wenn ich wütend auf mich selbst bin, hat die Magersucht leichtes Spiel. Dann kann ich mich meist nicht zurückhalten und tue mir selbst weh.«

Frau Jung nickte erneut. »Genau das ist der falsche Umgang mit Wut. Als Kinder bekommen wir häufig gesagt, wir müssten uns am Riemen reißen. Natürlich sollten wir im Supermarkt keinen Heulkrampf bekommen und nicht vor Wut fremde Leute anschreien, nur weil uns etwas nicht passt. Fatal wird es aber, wenn wir die Wut immer und immer wieder in uns hineinfressen.«

Beim letzten Wort musste ich lachen, denn unpassender hätte man meine aktuelle Situation nicht beschreiben können. Dennoch wusste ich genau, was Frau Jung meinte.

»Stehen Sie zu Ihrer Wut. Lassen Sie die Wut einfach da sein.«

## DAS ABC DER GEFÜHLE

Ich hatte also gelernt, dass ich Gefühle zulassen musste, anstatt sie zu verurteilen und von mir wegzuschieben. Allerdings gibt es auch die Möglichkeit, negative Gefühle, die als Folge bestimmter Gedankenketten auftreten, zu hinterfragen und zu verändern. In der Klinik lernte ich dazu eine Technik, das sogenannte »ABC der Gefühle«.

Veranschaulichen kann ich diese Methode gut anhand einer Situation, die mir erst vor ein paar Tagen passiert ist. Ich saß bei meiner Therapeutin im Wartezimmer, und die Tür zum Therapieraum öffnete sich. Die Patientin, die heraustrat, war stark untergewichtig. Da meine Therapeutin auf Essstörungen spezialisiert ist, lag es nahe, dass auch diese Patientin unter Anorexie litt. Das löste bei mir bestimmte Gefühle aus.

**Ereignis:** Ich sehe im Wartezimmer meiner Therapeutin eine magersüchtige Patientin.

**Gedanke:** Sie ist dünner und bestimmt viel kränker als ich. Sie verdient die Therapie mehr. Wäre ich selbst wieder dünner, könnte ich vielleicht mithalten. Meine Therapeutin muss glauben, ich sei gar nicht krank.

**Gefühl:** Scham beziehungsweise Angst.

In der anschließenden Sitzung unterhielten wir uns über dieses Ereignis, und ich sagte meiner Therapeutin, wie froh ich sei, dass ich mit solchen automatisch auftretenden Gedanken und Gefühlen mittlerweile umgehen könne. »Ich weiß, dass meine Gedanken und Bewertungen einer Situation nicht in Stein gemeißelt sind und ich die Macht habe, sie zu verändern.«

Meine Therapeutin nickte. »Manche Gefühle wollen einfach gefühlt werden. Andere Gefühle sind direkte Reaktionen auf unsere Gedanken und lassen sich verändern, indem man die ausschlaggebenden Gedanken ändert. Sie sind sauer auf Ihren Vater, weil er vergessen hat, Ihnen Ihr Lieblingsbrötchen vom Bäcker mitzubringen? Versuchen Sie zu verstehen, was ihn abgelenkt haben könnte, anstatt die Handlung sofort auf sich zu beziehen. So verschwindet auch die Wut.«

Auf das Beispiel mit der Patientin bezogen hieß das für mich, dass ich bei meinen automatischen Gedanken bereits die Notbremse zog und die nächste Ausfahrt nahm.

»Ich weiß, dass die Magersucht mich nicht zufrieden macht und in eine Sackgasse führt. Ich weiß, dass meine Therapeutin mich sieht und mir zuhört, unabhängig davon, wie viel ich wiege. Ich weiß, dass ich mich nicht beweisen muss und als Mensch wertvoll bin.« Die Scham und die Angst wichen und machten Platz für Mut.

Mittlerweile führe ich diese Übung nur noch gedanklich aus, weil das natürlich in den meisten Situationen praktischer ist als eine ausführliche Analyse in Schriftform. Dennoch hat es mir am Anfang geholfen, die Gedankenkette das eine oder andere Mal zu visualisieren.

**Ereignis:** Ich treffe auf eine untergewichtige Patientin.

**Automatische Gedankenkette:**

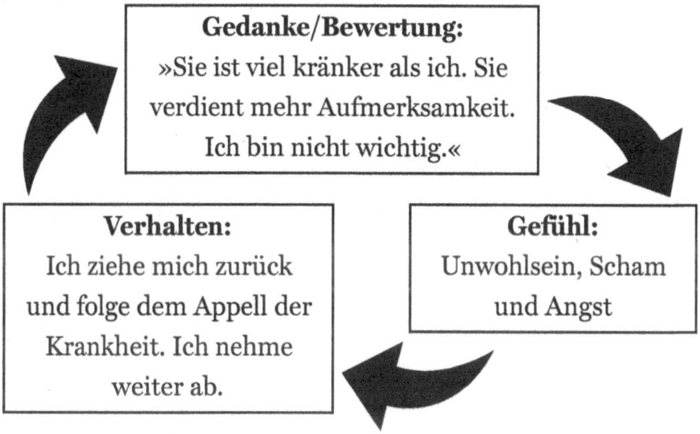


**Veränderte Gedankenkette:**

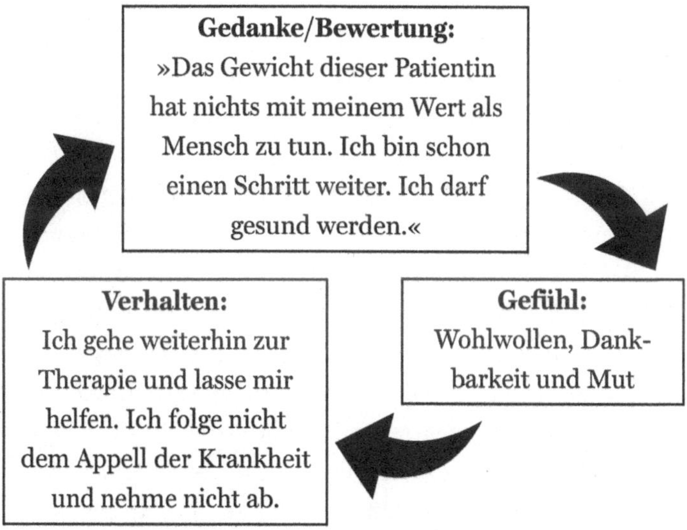

## ACHTSAM IM HIER UND JETZT

*»Wenn du deprimiert bist,*
*lebst du in der Vergangenheit.*
*Wenn du Angst hast,*
*lebst du in der Zukunft.*
*Bist du in Frieden mit dir,*
*dann lebst du in der Gegenwart.«*
Laotse

Mein Topwort 2018 war, da bin ich mir sicher: Achtsamkeit. Ja, ich weiß, das klingt nach esoterischem Bullshit. Auch ich hatte mich nie mit diesem Begriff auseinandergesetzt, bevor mir klar wurde, dass das Konzept der Klinik, in der ich gerade war, genau darauf aufbaute. Um ehrlich zu sein, hielt ich alles, was ich bis dahin über das Thema »Achtsamkeit« gehört hatte, für blöden Hokuspokus. Klar, dachte ich, ich bin seit Jahren in Therapie, und dann sollen mich ein paar blöde Floskeln à la »Lebe im Hier und Jetzt« wunderheilen? Durch Spiritualität komplexe Krankheiten wie Depressionen oder Zwänge bewältigen zu können, erschien mir so, als wolle man Krebs mit Hustensaft behandeln. Aber ich hatte mir versprochen, mich auf alles einzulassen, was diese Klinik mir anbot, denn mir war klar, dass ich nichts mehr zu verlieren hatte.

Die ersten Sitzungen der Farb- und Gestaltungstherapie in Bad Grönenbach verbrachte ich damit, Bastelarbeiten zu erledigen, die etwas mit dem Buch zu tun hatten, an dem ich gerade arbeitete. Ich kreierte ein Inspirationsboard und entwarf eine Übersicht aller Charaktere, die in der Handlung vorkamen. Als das erledigt war, malte ich ein Bild mit Aquarellfarbe für meine Oma. Das hatte sie sich gewünscht.

Doch danach fiel es mir immer schwerer, die Aufgaben zu bearbeiten, die unsere Therapeutin uns auftrug. Was auch immer wir zeichnen oder basteln sollten, ich sah überhaupt keinen Sinn darin. Das Endergebnis wäre ja nichts, was mir von Nutzen sein würde. Ich hätte zu Hause keinen Platz, die Bilder aufzuhängen, würde die Töpferskulpturen hässlich finden, und die Bastelarbeiten würden mir lediglich den Platz im Zimmer wegnehmen.

»Und jetzt?«, fragte meine Therapeutin. »Was würde Ihnen guttun? Was würden *Sie* gern machen?« Sie setzte sich auf den Stuhl neben mich.

»Ich weiß nicht«, erwiderte ich. »In der Schule wurde ich für meine Leistungen benotet, später auf der Arbeit werde ich für das, was ich tue, Geld bekommen. Es stresst mich, Dinge ohne Grund zu machen.«

»Aber vielleicht bereitet es Ihnen ja Freude, sich einfach hinzusetzen und zu malen.«

Ich schnaufte. »Brauche ich nicht. Freude bedeutet für mich Produktivität. Und es ist nicht produktiv, etwas einfach nur zu tun, um sich damit die Zeit zu vertreiben.«

Ich weiß heute, dass diese Einstellung wirklich extrem ist. Und sie löste bei mir in dieser Situation auch sehr starke Gefühle aus. Tatsächlich steigerte ich mich so in meine Emotionen hinein, dass ich anfing zu weinen. Ich weinte und weinte, so lange, bis das leere Papier vor mir mit Tränen betupft war.

Ein paar Wochen später fand in der Klinik der sogenannte »Tag der Ruhe« statt. Das bedeutete, dass wir außerhalb unserer Einzelsitzungen nicht miteinander sprechen sollten. An diesem Tag machten wir alle gemeinsam einen Spaziergang in vollkommener Stille. Mitten im Wald hielten wir plötzlich an, und unser Gruppenleiter wies uns durch Handzeichen an,

Platz zu nehmen. Eine halbe Stunde saßen wir so da, schweigend, umringt von Bäumen. Es mag Menschen geben, die so was gut wegstecken, aber ich drehte vor lauter Unruhe fast durch. Es fühlte sich furchtbar an.

Aber trotzdem erkannte ich durch diese Erfahrungen etwas: Ich muss in Kontakt mit meinem Leben treten, um bei mir selbst anzukommen. Ich muss meine Scheuklappen abnehmen und anfangen, meine Gefühle zuzulassen. Im Hier und Jetzt. Einfach nur wahrnehmen. Nicht bewerten. Und das, liebe Leserinnen und liebe Leser, ist Achtsamkeit!

Achtsam zu leben bedeutete also genau das, woran ich all die Jahre zuvor gescheitert war. Nicht nur ich, da bin ich mir sicher. Du kennst bestimmt auch solche Momente. Die meisten unserer Gedanken beziehen sich nicht aufs Hier und Jetzt. Besonders in unserer heutigen Leistungsgesellschaft, in der man Hörbücher auf doppelter Geschwindigkeit hört – ich übrigens auch! –, beim Arzt im Wartezimmer die Mails beantwortet und das Gegenüber in Gesprächen gern mal unterbricht, wenn es nicht schnell genug zum Punkt kommt, ist es verdammt schwierig, sich auf den Augenblick zu besinnen. Bei sich zu bleiben und sich auf das zu fokussieren, was gerade da ist. Achtsam zu sein. Das Traurige daran ist, dass wir Menschen eigentlich mit einer guten Portion Achtsamkeit geboren wurden. Babys langweilen sich nicht. Sie gucken, sie riechen, sie nehmen wahr. Das ist ihnen genug. Denn sie tun alles, was sie tun, *bewusst.*

»Für so was habe ich keine Zeit«, sagte ich meiner Therapeutin früher, wenn sie mir mit Achtsamkeitsübungen und Co. kam. »Wenn ich in Stressmomenten noch versuche, irgendwelche Meditationen zu machen, macht mich das doch nur noch gestresster.«

Heute weiß ich, dass ich damals ein völlig falsches Verständnis von der Sache hatte. Achtsamkeit ist kein Termin. Wir schreiben sie nicht auf irgendeine Liste, von der wir sie abhaken können wie eine Sporteinheit. Achtsamkeit ist kein Wann und kein Wo, sondern ein Wie. Sie ist ein Lebensgefühl, das man sich durch Übungen aneignen kann.

Einmal saß ich nach einem langen Therapiegespräch in der Klinik auf dem Balkon und las ein Buch. Als ich kurz innehielt und die wunderschöne Natur um mich herum wahrnahm, fragte ich mich, warum dieser Augenblick für mich nicht perfekt war, obwohl doch eigentlich nichts fehlte. Was stand dem im Weg? Warum konnte ich nicht einfach mal zufrieden sein? Mein Blick streifte über die weite, saftig grüne Wiese vor mir, ich hörte die Vögel zwitschern, und die Sonne strahlte so warm in mein Gesicht, dass ihre Energie eigentlich bis in mein Herz hinein hätte reichen sollen ... wären da nur nicht meine Gedanken gewesen. Gedanken an irgendwelche To-do-Listen und so viele Sorgen und Ängste. Was mache ich, wenn ich nie mehr gesund werde? Was ist, wenn ich niemals wieder glücklich werde? Aber es muss gar nicht so tiefschürfend sein. Oft richten sich unsere Gedanken auf völlig Nebensächliches. Muss ich heute noch meine Hausaufgaben machen oder mir die Haare waschen? Habe ich daran gedacht, meiner Arbeitskollegin die versprochenen Unterlagen zuzusenden? Woran wir denken, spielt keine Rolle. Fakt ist jedoch: Durch unsere ewigen Gedanken geht uns das Hier und Jetzt verloren.

Unser Leben lang warten wir auf Genuss, ohne zu verstehen, dass wir diesen einen Moment nicht gestern oder morgen genießen, sondern in diesem Augenblick – im Jetzt. Das Konzept der Achtsamkeit bereicherte mein Leben während und nach dem Klinikaufenthalt in vielerlei Hinsicht. Früher war es oft so gewesen, dass ich in jeder freien Sekunde darüber nachdachte, was richtig oder falsch für meine Zukunft wäre, was ich tun müsste, was alles passieren könnte etc. Ich schränkte mich durch meine Gedanken in der Gegenwart so ein, dass ich gar nicht mehr wahrnahm, was um mich herum passierte.

Ich weiß, dass es wichtig ist, sich Gedanken um die eigene Zukunft zu machen und Entscheidungen nicht aufzuschieben. Aber sich um etwas sorgen, das noch gar nicht eingetreten ist? Das bringt nichts! Am nächsten Tag wird es doch auch wieder ein Jetzt geben, und um Probleme kümmert man sich am besten in der Gegenwart, wenn sie auch tatsächlich eingetreten sind. Denn das Einzige, was wir niemals zurückbekommen werden, ist der Augenblick, in dem wir gerade leben. Indem wir uns ständig Gedanken um Dinge machen, die später eventuell schiefgehen könnten, verpassen wir genau dieses Hier und Jetzt.

Ich habe ja schon erzählt, was für eine riesige Rolle meine Vergangenheit früher für mich gespielt hat. Die Angst, meine Kindheit und mein altes Sicherheitsnetz loszulassen, ließ mich immer wieder in der Zeit zurückspringen. Ich nahm dieses Gefühl nicht unbedingt als Zukunftsangst wahr, sondern vielmehr als Angst vor dem Leben selbst. Meine neu gewonnene Achtsamkeit half mir dabei, mich auf die Gegenwart zu konzentrieren und im Hier und Jetzt darauf zu vertrauen, dass alles auf genau die Art und Weise gut war, wie es in diesem Augenblick geschah.

Als ich mit meiner Familie im Juni kurz nach meinem zwanzigsten Geburtstag für vier Tage nach Juist, einer Nordseeinsel, fuhr, wurde mir klar, wie sehr ich mich verändert hatte. Jahrelang hatte ich zu meinen Eltern gesagt, dass ich niemals mehr an die Nordsee reisen würde, denn wir hatten in meinen vermeintlich perfekten Kindheitsjahren jeden Sommer hier verbracht. Juist ist eine autofreie Insel, die nur 16 Quadratkilometer groß ist. Damit du dir das besser vorstellen kannst: Dieses Fleckchen Erde ist damit ungefähr 25-mal kleiner als die Stadt Köln. Als Kinder durften wir uns auf der Insel frei bewegen und mussten nicht Bescheid sagen, wenn wir kurz zum Süßigkeitenladen laufen, ins Kino gehen oder am Strand Muscheln sammeln wollten. Juist bedeutete für mich Freiheit.

Das letzte Mal dort gewesen waren wir in dem Sommer, bevor meine Essstörung einsetzte und mir mein Leid zum ersten Mal richtig bewusst wurde. »Nie mehr fahre ich dorthin«, sagte ich danach immer. »Juist muss in meiner Erinnerung perfekt bleiben.«

Bevor wir in diesem Sommer nach meinem Geburtstag an die Nordsee fuhren, machte ich mir von Anfang an bewusst, dass sieben Jahre vergangen waren, seit ich das letzte Mal auf Juist gewesen war. Es könnte sein, dass mein Lieblingsitaliener mittlerweile geschlossen hatte und das Eis am Strand nicht mehr wie früher schmeckte – die Pancakes am Büfett fielen für mich als Veganerin heutzutage ja sowieso weg. Ich würde nicht wie in meinen Kindheitsjahren am Strand für fünf Cent Muscheln verkaufen – exzellente Geschäftsidee, muss ich schon sagen! –, und genauso wenig konnte ich erwarten, dass all die anderen Dinge noch genau so waren wie früher. Ich sagte mir: Bloß weil der Ort derselbe ist, heißt das nicht, dass meine Erinnerungen von früher durch diese Reise überschrieben werden. Das Juist meiner Kindheit wird immer unbeschadet bleiben, sooft ich es auch als Erwachsene wieder besuchen und seinen Charme anders erleben werde.

Und weißt du was? Während unseres Kurzurlaubs zwang ich mich nicht dazu, alle Aktivitäten von früher penibel abzuarbeiten, um hinterher sagen zu können: »Alles war wie die Jahre zuvor!« Ich gab der Insel die Chance, mich im Hier und Jetzt neu zu verzaubern, und wurde nicht enttäuscht. Und so hielt ich es von da an auch mit allem anderen. Wenn ich mich heute dabei erwische, dass ich alten Traditionen hinterherjage, obwohl diese mich in der Gegenwart längst nicht mehr so erfüllen würden wie früher, dann bitte ich mich innezuhalten. »Macht mich das, was ich gerade tue, im Hier und Jetzt glücklich?«, frage ich mich. Und wenn es das nicht tut, dann mache ich es auch nicht. Sondern besinne mich auf das, was ich wirklich möchte – in jedem Augenblick aufs Neue.

## DAS LEBEN WARTET NICHT

*»Die beste Weise, sich um die Zukunft zu kümmern, besteht darin, sich sorgsam der Gegenwart zuzuwenden.«*
Thich Nhat Hanh

Bei Fieber hat man meistens Glück – nach ein paar Stunden oder spätestens ein paar Tagen misst man seine Temperatur und stellt fest: Fieber weg! Selbst bei einer normalen Lungenentzündung stehen die Chancen gut, dass man nach einer Weile wieder geheilt ist und das Bett verlassen kann. Man kann sagen: »Jetzt bin ich wieder gesund.« Bei einer psychischen Krankheit hingegen kann man nicht einfach einen Tag X bestimmen, an dem man plötzlich geheilt ist. Am Anfang dieses Buches schrieb ich, dass ich bei meiner ersten stationären Behandlung dachte, ich würde die Psychiatrie als gesunder Mensch verlassen. Bei meinem dritten Aufenthalt war ich selbstverständlich nicht mehr so naiv. Dennoch hatte ich gehofft, mich auf irgendeine Art und Weise »bereit« zu fühlen, wenn der Tag käme, an dem ich meinen Koffer packen und nach Hause fahren könnte. Aber mit diesem »bereit« ist es genauso wie mit dem Klick-Moment, nach dem man plötzlich gesund werden will – es gibt ihn nicht.

Je länger ich in der Klinik blieb, desto mehr wuchs in mir das Heimweh. Mit jedem Tag wurde mir mehr bewusst, dass ich das behütete Gelände der Klinik verlassen musste, um zu sehen, wo ich wirklich im Leben stand. Ich musste es schaffen, allein weiter zuzunehmen, auch wenn das bedeutete, dass ich im Notfall in ein normales Krankenhaus eingewiesen werden müsste. An einem Sonntagabend schrieb ich meiner Mutter deshalb eine Nachricht: »Ich muss nach Hause.« Dass ich zu diesem Zeitpunkt noch einen sehr langen Weg vor mir hatte, wusste ich. Aber genauso sicher war ich mir auch, dass die notwendigen Schritte hier getan waren. Ich hatte in der Klinik meine Basis geschaffen.

Weil ich freiwillig in die Klinik gegangen war, durfte ich mich dieses Mal auch selbst entlassen. Trotz geringer Gewichtszunahme und obwohl ich immer noch tief in der Krankheit steckte.

»Ich muss das jetzt zu Hause packen«, erklärte ich meiner Therapeutin. Mir war klar geworden, dass mein Körper und mein Geist im Einklang miteinander wachsen mussten. Ich konnte hier nicht weiter an meinem Kopf arbeiten, während mein Körper weiter an seine Grenzen stieß. Ich musste lernen, auf eigene Faust zu essen.

»Passen Sie auf sich auf«, sagte meine Therapeutin bei meiner Entlassung. Am nächsten Tag würde ich 19 werden. »Ich gratuliere Ihnen ausnahmsweise einen Tag im Voraus.

Alles Gute! Und ändern Sie etwas! Sonst werde ich Ihnen im nächsten Jahr nicht mehr gratulieren können und auch keine Bücher mehr von Ihnen lesen.«

Bevor meine Mutter mich abholte, verabschiedete ich mich auch von meiner Körpertherapeutin. Zusammen saßen wir in den Liegestühlen auf der Wiese hinter der Klinik.

»Was fühlen Sie?«, fragte Frau Jung und schloss die Augen. Ich verstand das als Aufforderung, mich ebenfalls zurückzulehnen und meine schweren Lider zuzuklappen.

»Aufregung«, sagte ich.

»Und diese Aufregung ist was für eine Art Gefühl?«

»Angst und Freude gleichermaßen«, erklärte ich.

Sie beugte sich vor, nahm meine Hand und sagte: »Sie haben das Potenzial, da rauszukommen. Wenn Sie so weitermachen wie bisher, erleben Sie aber vielleicht nicht mal mehr Ihren nächsten Geburtstag.«

Ich nickte, umarmte sie fest und lief den Weg entlang zurück ins Klinikgebäude. »Ich habe mein Schicksal selbst in der Hand«, sagte ich leise zu mir selbst, immer und immer wieder. Es schien, als ob keiner so wirklich daran glaubte, dass ich es schaffen würde. Alle waren sich sicher, dass es nur eine Frage der Zeit wäre, bis ich in die nächste Klinik käme. Niemand sagte das direkt zu mir, aber im Nachhinein haben alle meine Freunde und Familienmitglieder zugegeben, dass sie es damals für absolut fahrlässig hielten, dass ich mich selbst entließ.

Auch an meinem Geburtstag am folgenden Tag fiel mir natürlich das Tuscheln meiner Verwandten auf. »Na, ob das wohl richtig ist?«, schienen ihre Blicke zu sagen. Doch das war es! Letztendlich weiß man das nämlich selbst am besten.

Als mir meine Oma eine Tafel vegane Schokolade mitbrachte, sagte meine Freundin Sarah zu mir: »Wenn nicht jetzt, wann dann, Toni?«

Ich brach ein Stück von dem dunkelbraunen Block ab und steckte es in meinen Mund. Kurz fühlte ich mich schlecht deswegen, aber dann erinnerte ich mich daran, warum ich das alles hier tat. Weil kein Klick-Moment kommen würde. Nie. Nicht wenn ich ein bestimmtes Gewicht erreichen würde, nicht an der Magensonde, nicht im Krankenhaus kurz vorm Abnippeln. Nie. Der Magersucht würde ich nie krank genug sein. Denn genau dieser Gedanke war Teil der Krankheit.

**Mama sagt:**
»Als wir Toni abgeholt haben, hatte ich wahnsinnige Angst. Sie war immer noch klapperdürr, und ich dachte, dass wir ab sofort wieder allein mit ihr dastehen. Wir waren uns nicht sicher, inwieweit sie sich selbst etwas vormachte. Ihre freiwillige Entlassung kam uns wie ein Abbruch ihrer Behandlung vor. Zu Hause war dann anfangs auch tatsächlich alles super angespannt und schwierig. Doch immer wieder merkten wir, wie viel Lebenshunger plötzlich wieder in unserem Kind steckte. Sie stellte sich langsam ihren Ängsten, anstatt weiter vor ihnen wegzulaufen.«

# Auf dem Weg der Heilung

Das Erste, was ich machte, nachdem ich mich selbst aus der Klinik entlassen hatte, war, sämtliche *Bibi Blocksberg*-Hörspiele in meinem Zimmer auszusortieren und meine Kinderklamotten in die Altkleidersammlung zu geben. Das klingt vielleicht nach einer krassen Maßnahme, denn ja, ich weiß, dass es viele Erwachsene gibt, die später einmal gern in Nostalgie schwelgen und es lieben, sich alte Hörspiele wieder anzuhören. Für mich war das aber die einzig richtige Entscheidung, um meinem Leben eine komplett neue Richtung zu geben.

Ich dachte an meine Therapeutin in der Klinik und ihre Abschiedsworte an mich: »Es kommt jetzt niemand mehr, der Sie rettet. Sie tragen die volle Verantwortung für sich selbst.« Mit einem Mal stand ich vor der Hürde, die ich immer am meisten gefürchtet hatte: Ich war für mich selbst verantwortlich. Ich musste die Konsequenzen für mein Handeln tragen.

Doch je bewusster ich mir wurde, dass mich die Magersucht in Zukunft nicht mehr beschützen könnte, desto mehr wurde mir auch klar, welche unglaublichen Freiheiten sich damit für mich in meinem Leben eröffnen würden. Ich würde ab jetzt selbst entscheiden müssen, wie viel und wann ich aß und um welche Uhrzeit ich zu Bett ging, aber gleichzeitig hatte ich auch die Chance, mein gesamtes Leben eigenständig neu zu gestalten. Ohne viele Vorschriften von außen.

Einen Tag nach meiner Entlassung, an meinem 19. Geburtstag, buchte ich mit meiner Freundin Sarah spontan eine einwöchige Kreuzfahrt. Mein erster Urlaub ohne meine

Eltern. Zu diesem Zeitpunkt war ich immer noch stark untergewichtig, und ich weiß, dass damals alle daran zweifelten, dass ich so eine Reise überhaupt allein meistern könnte. Ich hingegen spürte, dass endlich meine Chance gekommen war, erwachsen zu werden.

»Ich muss das jetzt machen. Das gehört zu einem normalen Leben dazu«, sagte ich zu meinen Eltern. »Wenn ich das nicht schaffe, werde ich nie wissen, wofür es sich zu leben lohnt.«

Noch vor unserer Reise ließ ich mir links und rechts jeweils ein zweites Ohrloch stechen. Das hatte ich schon lange vorgehabt, aber nie durchgezogen.

»Hast du das Einverständnis deiner Eltern?«, fragte die Frau im Schmuckgeschäft.

Ich schüttelte den Kopf. »Ich bin volljährig.«

Kurz kniff ich die Augen zusammen, dann war der Schmerz vorbei, und ich war die glücklichste 19-Jährige der Welt.

Ein paar Tage später starteten Sarah und ich in unseren Urlaub. Die Reise war Balsam für meine Seele. Am letzten Tag erwischte ich mich tatsächlich dabei, wie ich ein paar Tränen verdrückte, weil es schon an der Zeit war, Abschied zu nehmen. Vom Schiff. Von Sarah. Und vor allem auch von der Idee, weit weg ein neues Leben zu beginnen.

Zu Hause wurde mir jedoch schnell klar: Ein neues Leben war nicht nur weit weg möglich. Es könnte genau hier stattfinden, wo ich schon immer gewesen war. Ich musste dazu aber von der Vorstellung loslassen, für immer ein Kind bleiben zu können. Nur – was wollte ich stattdessen sein? Wohin wollte ich mit meinem Leben?

In diesem Moment erinnerte ich mich an ein Video, das Dr. Kiesberg mir irgendwann einmal in der Therapie gezeigt hatte. Damals schenkte ich seinem Inhalt kaum Bedeutung, es kam mir wie unwichtiges Gefasel vor.

In dem Video stand ein Professor mit einem leeren Krug in der Hand vor einer Reihe Studenten, die ihn erwartungsvoll beobachteten. Wie aus dem Nichts holte der Professor ein Dutzend Bälle hervor, mit denen er den Krug befüllte, sodass dieser bis zum Rand voll war.

»Ist der Krug voll?«, fragte der Professor und musterte die Studenten.

Die Gruppe bejahte.

Daraufhin förderte der Professor einen Beutel voller Kieselsteine zutage und leerte ihn über dem Krug aus, sodass die kleinen Steine sich in den Lücken zwischen den Bällen einnisteten.

»Und nun?«, wiederholte der Professor. »Ist der Krug voll?«

Die Studenten nickten heftig.

Der Professor runzelte die Stirn und zeigte der Gruppe einen Eimer mit Sand. Vorsichtig goss er den Sand in den Krug, wo er sich in den Freiräumen zwischen den Bällen und den Kieselsteinen festsetzte.

»Was meinen Sie?«, fragte der Professor schließlich. »Ist der Krug nun voll?«

Die Studenten tauschten Blicke aus. Dann antworteten sie einstimmig: »Nein.«

»Gut«, sagte der Professor und holte eine Kanne mit Wasser hervor. Er goss die Flüssigkeit in den Krug, bis dieser randvoll war. »Was will uns dieser Krug zeigen?«, fragte er anschließend die Gruppe.

Einer der Studenten meldete sich zu Wort. »Na«, sagte er, »immer wenn wir glauben, dass unser Terminplan voll ist, können wir doch noch die Dinge unterbringen, die uns wichtig sind.«

Der Professor schüttelte den Kopf. »Das ist es nicht. Was uns dieses Experiment lehren will, ist, dass wir Schwerpunkte in unserem Leben setzen müssen. Hätten wir nicht die großen Bälle zuerst in den Krug gegeben, wäre vor lauter Wasser und Sand kein Platz mehr für sie gewesen.«

Schweigen erfüllte den Raum – die Erklärung des Professors leuchtete allen Studenten ein.

»Jetzt müssen Sie sich fragen, was die großen Bälle in Ihrem Leben sind«, sagte der Professor. »Die Verwirklichung Ihrer Träume? Ihre Familie? Das, was Ihrem Leben in Ihren Augen Sinn verleiht. Sie sollen aus diesem Experiment mitnehmen, dass wir nur dann erfolgreich sein können, wenn wir die Dinge an erster Stelle platzieren, die uns wichtig sind. Wenn die Nebensächlichkeiten für uns zuerst kommen, laufen wir Gefahr, unser Leben damit zu füllen und keinen Platz mehr für die wichtigen Dinge zu finden. Stellen Sie sich also stets die Frage: Was sind die großen Bälle in meinem Leben?«

Ich nahm mir ein Blatt Papier und zeichnete darauf einen Krug mit einigen großen Bällen. Zum ersten Mal seit Ewigkeiten fragte ich mich ehrlich, wo meine Prioritäten im Leben lagen. Bis jetzt hatte die Essstörung für mich entschieden, was ich tun sollte. Sie hatte mir gesagt, dass ich im Internet nach Rezepten und Tipps zum Abnehmen suchen, mein Gewicht kontrollieren und wie ein Tiger in meinem Zimmer auf und ab laufen sollte, um auch ja möglichst viele Kalorien zu verbrennen. Doch ich hatte mir geschworen, dass ich ab jetzt die Verantwortung für mein Leben übernehmen würde. Von nun an würde ich entscheiden, was ich als Nächstes tun wollte.

Aber was machte mein Leben ohne die Krankheit überhaupt aus? Was sollte ich den ganzen Tag über machen? Woran denken? Was fühlen? Auf all diese Fragen musste ich nun Antworten finden. Nur dann könnte ich den Kampf gegen die Magersucht gewinnen. Und ich wollte kämpfen. Für mich. Für mein Leben. Für meine Zukunft.

Ein paar Monate nach meiner Entlassung kaufte ich meinen ersten Push-up-BH. »Ich muss wissen, wie es sich anfühlt, eine Frau zu sein«, sagte ich zu meiner Mutter, während ich mich nachdenklich im Spiegel betrachtete. Nach und nach hatte ich meine Einstellung und damit mich selbst verändert. Jahrelang hatte ich den Anspruch an mich selbst gehabt, meinen Kinderkörper zu behalten. Innen Kind, außen Kind. Weibliche Rundungen hätten meinen Gefühlen und Bedürfnissen widersprochen. Doch nun konnte ich mich von Tag zu Tag mehr mit der Vorstellung anfreunden, eine 19-jährige Frau zu sein.

Damals hatte ich mich gerade an der Uni Köln eingeschrieben und den Mietvertrag für mein Apartment im Studentenwohnheim unterschrieben. Und dann? Dann zog ich aus. Keine vier Monate, nachdem ich immer noch lebensbedrohlich untergewichtig aus der Klinik entlassen worden war. Seitdem hatte ich eigenständig viele Kilo zugenommen. Ohne Mahnungen von außen, ohne die Kontrolle meiner Eltern. Ich nahm nicht für meine Familie zu, nicht für die Therapeuten und nicht für meine Freunde. Ich nahm für mich zu. Weil ich plötzlich neue Perspektiven in meinem Leben sah. Ich war überglücklich, dass jetzt ein neuer Lebensabschnitt für mich beginnen würde. Und ich schwor mir, mit aller Kraft an dieser Chance festzuhalten und mich nie wieder so tief fallen zu lassen.

## ENDLICH ERWACHSEN

Erwachsenwerden ist vermutlich die schwierigste Zeit im Leben. Unter normalen Umständen hat man allerdings mehrere Jahre Zeit, um sich an den Gedanken zu gewöhnen, irgendwann mit beiden Beinen und der vollen Verantwortung für sich selbst im Leben zu stehen. Für mich war es nach meinem dritten Klinikaufenthalt so, als sei ich plötzlich aus einem mehrjährigen Koma wach geworden, in dem es normal gewesen war, aus einer Babyflasche zu trinken, Unterwäsche in der Kinderabteilung zu kaufen und sich an der eigenen Kindheit festzuklammern. Ich hatte an meiner Jugend nicht nur rein physisch kaum teilgenommen, auch mental war ich die ganzen Jahre über komplett auf der Strecke geblieben.

Nun musste ich all die Dinge lernen, für die meine Altersgenossinnen ihre ganze Pubertät lang Zeit gehabt hatten. Im Alter von 14 oder 15 verzeihen einem die Menschen neugierige Fragen, Übermut und Unerfahrenheit. Sie erwarten sie sogar von einem. Und das Praktische an der Pubertät ist, dass alle Freundinnen sie mit einem zusammen erleben. Plötzlich wollen alle das Gleiche wissen: »Ist es normal, dass ich manchmal so weißen Schleim in der Unterhose habe? Wenn ich mich an meiner Matratze reibe, kribbelt es total zwischen den Beinen – warum? Was hilft am besten bei Unterleibsschmerzen während der Periode?« Bei mir lief das mit 19 ganz anders ab. Ich erinnere mich noch gut daran, wie ich meine drei Jahre jüngere Cousine fragte, ob es stimme, dass man bei einem Blowjob gar nicht wirklich blasen muss. Und erst kurz vor meinem zwanzigsten Geburtstag erfuhr ich, dass ein Mann nur dann Sperma abspritzt, wenn er zum Höhepunkt kommt. Kurz: Ich hatte von nichts auch nur annähernd einen Plan. »Gestern habe ich noch aus meiner Nuckelflasche getrunken, heute erwarten die Leute von mir, dass ich eigenständig einen Tampon wechsle.« Aber was soll ich sagen? Man wächst mit seinen Aufgaben.

Bei meiner ersten gynäkologischen Untersuchung schlug ich mich wacker und ließ mir meine Unsicherheit nicht anmerken, als ich mich auf den Stuhl setzte und die Beine spreizte. Zu diesem Zeitpunkt hatte meine Regel immer noch nicht wieder eingesetzt, weshalb ich ein Medikament verschrieben bekam, das sonst eigentlich Frauen in den Wechseljahren nehmen. Zwei Wochen lang musste ich einmal täglich eine kleine Tablette schlucken. Das Ergebnis des Ganzen: Mein Zyklus kehrte nach fünf Jahren endlich zurück. Und das Wundervollste daran: Ich konnte mich darüber freuen. Ich konnte akzeptieren, dass mein Körper mir das Signal sendete, dass er endlich heilte.

»Du bist jetzt eine Frau. Du bist kein Kind mehr. Das wolltest du doch nie«, muckte die Magersucht kurz im hinteren Teil meines Kopfes auf.

Aber ich lächelte nur und gab zurück: »Ich habe mich für diesen Weg entschieden. Ich will, dass mein Leben sich verändert.«

In den letzten Jahren hatte ich genug Zeit in der Vergangenheit verbracht, um sie in- und auswendig zu kennen. Und ich wusste, sie würde mir nichts Neues mehr bieten können.

## DIE SACHE MIT DEM ESSEN

Auch wenn ich die ganze Zeit schreibe, dass das Essen bei einer Essstörung nur zweitrangig ist, kann kein Betroffener gesund werden, solange er an einem zu niedrigen Gewicht oder einem schädlichen Essverhalten festhält. Ganz lassen sich die beiden Bereiche »Essen« und »Leben« nämlich nicht voneinander trennen. Denn, wie gesagt: Das Gehirn und der Körper brauchen Futter, um zu funktionieren. Ohne Essen ist Leben nicht möglich.

Heute werde ich oft gefragt: »Wie hast du es geschafft zuzunehmen?« Oder andere Betroffene wollen wissen: »Wie hältst du das Essen überhaupt aus?«

Die Antwort: mit sehr viel Selbstdisziplin. Mit mehr Selbstdisziplin, als ich sie je zum Abnehmen gebraucht habe. Es war nicht einfach, und es machte keinen Spaß. Aber am Ende habe ich zugenommen. Wie? Ich aß. Ich hielt es aus.

Eine andere Frage, die ich oft höre: »Wie hast du dem Bewegungsdrang standgehalten?«

Meine Antwort lautet auch hier: mit ganz viel Selbstdisziplin. Mit mehr Selbstdisziplin, als ich sie je zum Abnehmen gebraucht habe.

Klingt das enttäuschend für dich? Gut möglich. Weil es zu einfach und naheliegend ist und man es deswegen kaum für möglich halten kann. Aber so war es.

Ich weiß, dass sich Essgestörte an dieser Stelle wahrscheinlich einen Drei-Schritte-Plan mit genauen Mengenangaben wünschen. Oft bekomme ich auch die Frage gestellt, wie viel ich zugenommen hätte, wie schnell, wie viele Kalorien ich täglich zu mir genommen hätte ... Aber ganz ehrlich: Das ist nicht relevant. Die Wahrheit ist: Solange du dich als Magersüchtige wieder in die Küche stellst und deine Haferflocken abwiegst, klammerst du dich an die Kontrolle, die du für deine Heilung doch aber abgeben musst. Die Essstörung »kontrolliert loslassen« funktioniert nicht, denn genau damit gibt man ihr wieder viel zu viel Macht.

Es gibt noch einen zweiten Grund, warum ich auf die Frage, wie viel ich gegessen habe, um endlich zuzunehmen, nicht antworte: Weil ich sie schlichtweg nicht beantworten kann. Denn ich habe am Ende nie aus dem Grund gegessen, um zuzunehmen. Viele Betroffene schreiben mir, sie hätten mittlerweile ein normales Gewicht erreicht und würden deswegen jetzt glauben, nicht mehr so viel essen zu dürfen. Nach meinen ersten beiden Klinikaufenthalten ging es mir ähnlich. Sofort nach meiner Entlassung setzte ich neue Regeln und Verbote auf. »Jetzt, wo ich genug wiege, muss ich nicht mehr so viel essen«, sagte ich mir selbst. Aber dann, nachdem ich aus der dritten Klinik zurückkam, nahm ich plötzlich sehr viel zu. Wie ich das schaffte? Ich vertraute auf meine Intuition. Zum ersten Mal seit Jahren setzte ich mir keine Grenze, wann ich aufhören würde zu essen. Und ich machte keine Pläne, wieder abzunehmen, sobald ich ein bestimmtes Gewicht erreicht hätte. Stattdessen lernte ich, auf mein Hungergefühl zu hören und so viel zu essen, wie mein Körper brauchte. Denn was hätte es mir auch gebracht, wenn ich eine bestimmte Anzahl von Kalorien zu mir genommen hätte, aber am Ende nicht satt geworden wäre?

Jede Bedingung, die du an dein Essverhalten stellst, ist ein krampfhaftes Festhalten an der Magersucht. »Ich esse ja, aber nur grüne Lebensmittel. Ich esse ja, aber nur, wenn ich mich hinterher bewegen darf. Ich esse ja, aber nur wenn die Sonne im Osten steht.« Das sind alles Ausreden. Oder hast du schon mal einen gesunden Menschen gesehen, der sein Essverhalten so beschränkt?

Dass Zunehmen schwierig ist, weiß ich. Ich habe am Anfang jedes einzelne Kilogramm gehasst, das sich an meinen Körper geheftet hat. Es gab nur eines, was ich damals mehr hasste. Das war die Vorstellung, mein Leben so weiterführen zu müssen, wie ich es bis dahin getan hatte. Würde ich hier sagen, es war einfach, wäre das eine Lüge. Denn es ist nicht einfach. Jedoch sage ich immer: Das Wasser wird auch nicht wärmer davon, dass du am Beckenrand stehst und dir wünschst, bereits auf der anderen Seite angekommen zu sein.

Aber wenn du ins kalte Wasser springst und dabei ganz fest an den Moment denkst, an dem du mit den Fingerspitzen den Beckenrand auf der anderen Seite berühren wirst, kannst du es trotzdem schaffen.

Aber jetzt noch mal einen Schritt zurück. Ich kann heute ganz einfach sagen: Der Grund, warum ich damals essen wollte, war Hunger. Extremer Hunger. Und der Grund, warum ich diesen Hunger plötzlich zulassen konnte, war: Lebenshunger. Ich wusste plötzlich, dass es eine Zukunft für mich gab, wenn ich es nur schaffen würde, die Magersucht hinter mir zu lassen. Und ich war überzeugt: Der einzige Weg aus der Krankheit heraus führte durch die Krankheit. Ich musste mich meiner Essstörung stellen, um sie zu überwinden.

Ich weiß, dass für die meisten Magersüchtigen die Vorstellung, »nicht mehr mit dem Essen aufhören zu können«, eine der größten Ängste ist, die es in ihrer Welt überhaupt gibt. Der absolute Kontrollverlust. Mit genau dieser Angst bekam auch ich es zu tun. Jahrelang hatte ich den Hunger gefürchtet, und nun begleitete dieses Gefühl mich durch Tag und Nacht.

Ich erinnere mich noch daran, dass ich kurz vor meinem letzten Klinikaufenthalt einige sehr schlimme Nächte hatte. Wirklich tiefer Schlaf war unmöglich, stattdessen wachte ich häufig mitten in der Nacht auf. Jedes Mal war mir dabei sofort übel. Vor Hunger. In jeder dieser Nächte zwang mein Körper mich dazu, mehrere Müsliriegel zu essen, um nicht vor Hunger komplett verrückt zu werden. Tagsüber mehr zu essen, kam für mich nicht infrage, denn da wusste ich ja noch nicht, was die 24 Stunden bringen würden. Stattdessen sparte ich mir die wenigen Kalorien, die ich täglich zu mir nahm, zu großen Teilen für die Nacht auf.

Auch in der Klinik überkam mich später dieses extreme Hungergefühl. Weil es mir unangenehm war, dort bei den Mahlzeiten über die Stränge zu schlagen, bunkerte ich in meinem Zimmer Vorräte für zwischendurch. Das war anders, als bei meinen früheren Klinikaufenthalten in Bad Grönenbach erlaubt. Einerseits gefährlich, anderseits realitätsnah, denn so war es ja auch im echten Leben. Am Anfang aß ich zwischen den Mahlzeiten mal ein Stück Obst oder einen Müsliriegel, doch insbesondere abends schlug erneut der große Hunger zu, den ich in den Monaten zuvor lange unterdrückt hatte. Es schien, als würde eine übernatürliche Macht Besitz von mir ergreifen und mich an nichts anderes mehr denken lassen als an Nahrung. Nachts lag ich in meinem Bett und konnte nicht schlafen, weil ich wusste, dass in meiner Schublade eine Packung Couscous, die Notreserve Tofu und eine Tüte Trockenobst lagen. Es war nicht so, als würden mich nur ungesunde Nahrungsmittel verlocken. Allein die Vorstellung, einen riesigen Topf Haferflocken zu essen, versetzte mich in Trance. Mein Körper schrie nach Kalorien – koste es, was es wolle.

Ich finde es wichtig, hier über das Thema »extremer Hunger« zu sprechen, denn ich möchte, dass alle Betroffenen da draußen wissen, dass sie nicht allein damit sind, wenn sie auf dem Weg aus der Essstörung mit diesem Phänomen konfrontiert werden. Natürlich gibt es auch Essgestörte, die es komplett ohne Essanfälle aus ihrer Krankheit schaffen. Doch mein Körper hatte in den vergangenen Jahren zu viel mitgemacht, um reibungslos zu einem normalen Umgang mit dem Essen zurückzufinden. Ich möchte hier deswegen schonungslos ehrlich sein. Ich weiß heute, dass ich mich nicht mehr dafür schämen muss, was damals mit mir passierte. Denn tatsächlich bekam ich in der Zeit nach meinem letzten Klinikaufenthalt Angst, esssüchtig zu werden. Meine Heißhungerattacken wurden immer schlimmer, und es war fast unmöglich, diese Gefühle zu akzeptieren. Im Internet fand ich Videos und Zeitungsartikel zu dem Thema und las Berichte von Betroffenen, die erzählten, dass es ihnen nach einer langen Zeit, in der sie ihr Essverhalten extrem eingeschränkt hatten, genauso ging wie mir. Aber wann würde das aufhören, wie würde ich es wieder in den Griff bekommen? Die einzige Antwort, auf die ich bei meiner Recherche stieß: Aushalten!

Ich bat meine Mutter, wenigstens nachts die Küche abzuschließen, sodass ich keine Möglichkeit hatte, mich um zwei Uhr nachts mit Müsli vollzustopfen. Tagsüber lag ich oft einfach vollgefressen in meinem Bett und hasste mein Leben. An manchen Tagen verlor ich gegen die Krankheit und erbrach mich oder schwor mir selbst, nie mehr einen Bissen zu essen. Es gab Tage, an denen wollte ich lieber sterben, als jemals weiter zuzunehmen. Es gab Tage, an denen hasste ich das, was aus mir geworden war. Aber es gab auch Tage, an denen ich mich endlich wieder lebendig fühlte. An diesen Tagen schien die Sonne wärmer in mein Herz hinein, als sie das je zuvor getan hatte – sie brannte förmlich alle Negativität weg und gab mir immer wieder aufs Neue die Hoffnung auf ein selbstbestimmtes Leben.

Während ich stark untergewichtig war, fiel mir das Zunehmen natürlich nicht leicht, aber ich muss sagen, dass das Essen wirklich am allerschwierigsten war, als mein Gewicht sich langsam einem normalen Wert näherte. Viele Essgestörte steuern während ihrer Genesung einen gewissen BMI an. Meist ist es ein Body-Mass-Index von 18,5, weil dieser die Grenze zwischen Untergewicht und Normalgewicht markiert. Mehr zuzunehmen, ist für viele Betroffene undenkbar, denn jedes zusätzliche Gramm kommt ihnen unnötig vor. Schließlich hat man ja schon Normalgewicht erreicht. Mich stresste dieser Richtwert am Anfang ebenfalls, doch dann stellte ich mir die Frage, was es mir bringen würde, mein Leben lang an einem bestimmten Gewicht festzuhalten, das mein Essverhalten in der Zukunft doch nur wieder einschränken würde.

An diesem Punkt im Heilungsprozess hilft es nur, Vertrauen in den eigenen Körper zu haben. Wer sich gesund ernährt und ein angemessenes Pensum an Sport beziehungsweise Bewegung für sich selbst findet, wird niemals »zu viel« wiegen, sondern gerade so viel, wie es zum eigenen Lebensstil und Kalorienverbrauch passt.

Interessant war übrigens auch, dass ich in dieser Zeit manchmal sogar wieder ein bisschen Gewicht verlor, wenn meine Essstörung gerade nicht so präsent war. Und das nicht, weil ich bewusst eine Diät machte, sondern weil meine Gedanken nicht mehr rund um die Uhr ums Thema »Essen« kreisten. Vorher war ich sehr strikt mit mir gewesen und hatte manchmal tatsächlich mehr gegessen, als mein Körper eigentlich gebraucht hätte. Denn von Anfang an auf meinen Körper zu hören – das war zu schwierig und außerdem zu riskant. Aber der Körper stellt sich schnell auf neue Gewohnheiten ein. Am Anfang hilft es nur, regelmäßig zu essen. Und schon bald hören die ständigen Grübeleien über die nächste Mahlzeit auf, und ein normales Hungergefühl stellt sich ein.

Mein Essverhalten nach meiner Rückkehr aus Bad Grönenbach war ein einziges Durcheinander. Zum ersten Mal seit

Jahren hielt ich mich nicht mehr an einen detaillierten Ernährungsplan. Ich stellte mir vor, wie es sich anfühlen würde, ein gesunder Mensch mit einem normalen Gewicht zu sein, und kam zu der Schlussfolgerung, dass es sicher tausendmal einfacher wäre, diesen Zustand zu erreichen, wenn ich mir in puncto Essen alles erlaubte, anstatt mir bei der Gewichtszunahme Restriktionen aufzuerlegen. Die Kalorienmengen der zu mir genommenen Mahlzeiten überschlug ich nur noch, und sobald die Zahl einen gewissen Punkt überschritt, verdrängte ich alle Gedanken daran, da mich sonst Panik überkam. Meine Waage bunkerte ich unter meinem Bett und erlaubte mir nur noch selten Zugriff darauf.

Ich versuchte, Ruhe zu bewahren, und fragte mich vor jeder Mahlzeit, ob mein Hunger rein emotional oder körperlich bedingt war. Kommt der Hunger aus dem Kopf oder aus dem Bauch? Viele Menschen essen aus Einsamkeit, Langeweile oder Stress. Das Problem ist, dass diese innere Leere sich nicht mit Essen füllen lässt. »Du kannst nur von Essen satt werden, wenn du vorher auch wirklich hungrig gewesen bist«, sagte ich mir immer wieder und versuchte, in mich hineinzuhören. Ein gesundes Essverhalten zu entwickeln, war nicht einfach, aber nach und nach lernte ich, die Zeichen meines Körpers zu lesen und automatisch nur so viel zu essen, wie ich auch brauchte.

### MEINE LEITLINIEN FÜR EINEN GESUNDEN UMGANG MIT ESSEN

1. Egal was ich esse – ich werde mich nicht mehr übergeben. Das Erbrechen triggerte oft nur den nächsten

Essanfall. Außerdem gab es mir häufig einen Freifahrtschein, nicht mehr mit dem Essen aufhören zu müssen, und ich geriet in eine »Jetzt ist eh alles egal«-Schleife.

2. Ich frage mich: Warum will ich gerade überhaupt essen? Bevor ich aß, zwang ich mich jedes Mal, innezuhalten und mich zu fragen, ob ich wirklich hungrig war – und wenn ja, worauf? Hatte ich wirklich Hunger nach Essen? Knurrte mein Magen? Oder hatte ich Hunger nach Liebe? Nach Zuwendung? Nach Aufmerksamkeit?
3. Bei körperlichem Hunger esse ich mich vollkommen satt. Es ist okay, wenn ich dafür mehr essen muss als andere Menschen. Die einzige Bedingung, die ich in diesem Zusammenhang an mich stellte, war, dass ich meinen Hunger überwiegend mit gesunden und nährstoffreichen Lebensmitteln stillen würde. Ich aß Haferflocken, Trockenobst, Kartoffeln, Reis, Obst und Gemüse, Nüsse, Hülsenfrüchte und weitere vollwertige pflanzliche Lebensmittel. »Du kannst nur von Lebensmitteln satt werden, die auch dafür da sind, Hunger zu stillen«, sagte ich mir. Dass Schokolade oder Kuchen nicht dafür da waren, uns Menschen satt zu machen, war mir klar. Man aß sie zum Genuss, deswegen kamen sie ja auch als Dessert nach einer richtigen Mahlzeit auf den Tisch.

## DIE ERSTE GROSSE LIEBE

Während meines letzten Klinikaufenthaltes erzählte ich meiner Therapeutin, dass ich eh keine Chance auf eine normale Jugend hätte, denn grundsätzlich seien alle Jungs, die ich attraktiv fand, nicht an mir interessiert. Darüber hinaus würde ich mich in der Anwesenheit des anderen Geschlechts sowieso nur peinlich benehmen, und deshalb sei eine Beziehung für mich von vornherein ausgeschlossen.

Und es stimmte: Seit der Grundschule hatte ich mich immer nur in die Jungs verknallt, die mein Interesse nicht erwiderten. Es war nicht so, dass keiner mich gut fand. Ich will nicht angeben, aber ich besitze heute noch den einen oder anderen Liebesbrief aus dieser Zeit. Das Problem war allerdings: Zu den Jungs, die mich mochten, fühlte ich mich einfach nie hingezogen.

Ich denke, jeder, der schon einmal unglücklich verliebt war, weiß, wie schrecklich sich das anfühlt. Man stellt alles infrage und sucht nach Antworten. Auch ich habe mich früher oft im Spiegel angeschaut und mich gefragt, was falsch an mir ist und wieso mich einfach niemand so mag, wie ich bin. Irgendwann war ich mir sicher, dass es an mir liegen musste. Ich musste mich verändern!

Du kennst bestimmt den Spruch: »Du musst dich selbst lieben, bevor du jemand anderes lieben kannst.« Meine Therapeutin in der Klinik stellte die Vermutung auf, dass ich mein ganzes bisheriges Leben vor etwas weggerannt war. Ich war damals felsenfest davon überzeugt, so, wie ich war, nicht in Ordnung zu sein. Ich fand mich zu peinlich, zu auffallend, zu laut, zu unlustig. Dabei war das nichts, was andere jemals über mich gesagt hätten. Ich stand mir selbst jedoch so sehr im Weg, dass ich es nicht akzeptieren konnte, wenn meine Mitmenschen mir das Gefühl gaben, etwas wert zu sein. Insgesamt wollen wir Menschen ziemlich häufig die Kontrolle über die Gefühle anderer an uns reißen. Wenn sie sich unsicher sind, was andere über sie denken, gehen Personen mit niedrigem Selbstbewusstsein automatisch davon aus, dass die Leute sie nicht mögen. Bei mir war das genauso. Im

Umkehrschluss bedeutete das, dass ich mich unverstanden und verarscht fühlte, wenn jemand liebevoll mit mir umging. Ganz einfach, weil ich mich selbst so nicht sehen konnte. »Ich werde nicht gemocht. Ich werde nicht akzeptiert. Was die Menschen über mich denken, kann nicht stimmen«, sagte ich mir selbst immer wieder.

Dass ich mich nur für Jungs interessierte, die für mich unerreichbar waren, erklärte meine Therapeutin mir als Schutzfunktion. Denn so konnte ich erfolgreich jeder Beziehung aus dem Weg gehen. Und hey, da mir Intimität und Nähe so große Angst machten, war das tatsächlich eine gelungene Strategie meines Unterbewusstseins. Statt Gefahr zu laufen, verletzt zu werden, wählte ich lieber die Hölle, die ich bereits kannte. Wenn es dir genauso geht und dein Schwarm jedes Mal vergeben oder anderweitig interessiert ist, solltest du also aufhören, dir die Frage zu stellen, was falsch an dir ist, und stattdessen ergründen, was du wirklich über dich selbst denkst. Ist die Meinung, die du von dir selbst hast, angemessen? Oder könntest du dich in einem positiveren Licht sehen? Seit dem ausführlichen Gespräch mit meiner Therapeutin in der Klinik arbeite ich konstant daran, netter zu mir selbst zu sein. Denn ich habe verstanden, dass niemand perfekt sein muss, um Liebe zu verdienen, und alles an mir genau so richtig ist, wie es ist.

Als absolute *queen of romance* könnte ich nun in ausschweifender Länge erzählen, wie ich im Herbst 2018 meinen Freund kennenlernte. Diese Geschichte ist jedoch so umfangreich, dass ich am Ende vermutlich ein neues Buch daraus machen müsste. Außerdem ist es nicht mein Anliegen, in diesem Buch eine Lovestory mit perfektem Happy End zu erzählen. Ich will Betroffene einfach nur wachrütteln und ihnen Mut machen. Es liegt in unserer Hand, etwas an unserem Leben zu ändern – und Chancen gibt es da draußen genug.

Als Luca in mein Leben trat, hatte ich bereits viel Arbeit in mich selbst investiert. Ich glaubte an die Liebe und daran, dass zwei Menschen ein Gefühl tiefer Verbundenheit miteinander teilen können. Wie es sich dann tatsächlich anfühlen würde, diesen einen speziellen Menschen zu finden, dem wurde meine Vorstellung nicht annähernd gerecht. Noch heute, nach mehr als einem Jahr Beziehung, reißt es mir den Boden unter den Füßen weg, wenn ich an Luca denke – auf die gute Art. Ich kann dieses Gefühl komplett annehmen, weil ich weiß, dass ich es verdiene. Weil jeder es verdient.

In den Jahren mit der Magersucht glaubte ich, der perfekte Freund könne mich aus meiner Essstörung retten. Wenn mir nur jemand oft genug sagen würde, wie toll ich war, dann würde ich wieder gesund werden, glaubte ich. Heute, nachdem ich es aus eigener Kraft aus dem Teufelskreis herausgeschafft habe, weiß ich, dass ich nicht von jemand anderem abhängig sein will. Mein Partner kann kein fester Teil von mir sein, er muss eigenständig und selbstbestimmt leben. Anders funktioniert das nicht.

Trotzdem bekomme ich oft Kommentare zu hören wie: »Seit du mit Luca zusammen bist, geht es dir ja so viel besser.« Natürlich – im Idealfall sollte jedes Leben durch eine romantische Beziehung bereichert werden. Doch ich differenziere hier ganz stark, und auf die Kommentare antworte ich: »Nein. *Weil* es mir besser geht, bin ich mit Luca zusammen!«

Heute weiß ich, dass die Liebe, die mir all die Jahre fehlte, aus meinem Inneren kommen muss. Sie muss ihren Ursprung in mir selbst haben! Die Vorstellung vom Traumprinzen aus dem Märchen, der kommt und uns wachküsst, ist genau deshalb so faszinierend, weil es so etwas im echten Leben nicht gibt. Wie verlieben uns in eine Fantasie, in die Illusion, gerettet zu werden, ohne selbst etwas an unserer Situation zu ändern. Aber keine Liebe der Welt kann uns retten, solange sie nicht aus unserem eigenen Innern kommt.

An Tagen, an denen mein Selbstwertgefühl im Keller hängt, können andere Menschen mir nicht das geben, was mir im Inneren fehlt. Oder zumindest nur sehr begrenzt. Du kennst vielleicht das Phänomen: Du fühlst dich hässlich oder dick, aber egal wie viele Leute dir sagen, dass das nicht stimmt, du kannst ihnen einfach nicht glauben. Weil dieser Glaube in dir selbst entstehen muss.

Ich stelle mir die Liebe mittlerweile wie einen Magneten vor. Du kannst andere Menschen nur anziehen, wenn du selbst dein Magnetfeld anschaltest. Solange deine Kräfte nach außen nicht wirken können, kann der andere Magnet noch so stark sein – du wirst ihn niemals anziehen. Oder, um es etwas konkreter zu formulieren: Erst wenn du dich selbst davon überzeugt hast, dass du liebenswert bist, können auch andere es sehen.

## ZWISCHEN MEINEN LIEBLINGSMENSCHEN

»Hast du wegen deiner Krankheit Freunde verloren?« Diese Frage bekomme ich sehr oft gestellt.

Die Antwort, die ich darauf am liebsten geben würde, lautet: »Kann man echte Freunde wirklich verlieren, nur weil es einem schlecht geht? Sind es nicht gerade diese Menschen, die sich in schwierigen Zeiten loyal zeigen und an deiner Seite bleiben?« Leider gilt diese Regel nicht für die Magersucht, denn in meinen schlimmsten Zeiten waren es nicht meine Freunde, die auf Distanz gingen, sondern ich. Selbst den hartnäckigsten meiner Freunde fiel es schwer, für mich da zu sein.

»Ich wusste nie, ob ich etwas zu dir sagen soll. Ein Teil von mir war so wütend, weil du dich selbst so kaputtgemacht hast. Aber der andere Teil hatte riesige Angst, dass du mich wegstoßen würdest, wenn ich dich konfrontiere«, sagte meine Cousine einmal zu mir, als wir über die Vergangenheit sprachen.

Besonders nachdem ich zur Oberstufe die Schule gewechselt hatte, machte ich es meinen Mitschülern besonders schwer, an mich heranzukommen. Während alle anderen auf der Studienfahrt nach Wien Sachertorte probierten oder im Biergarten zusammen Pommes aßen, hockte ich allein mit meiner Astronautenkost auf einer Bank und war felsenfest davon überzeugt, die anderen seien komisch.

Vor ein paar Wochen hatte ich am Hauptbahnhof in Duisburg ein einschneidendes Erlebnis. Ich war gerade auf dem Sprung nach Köln, kam aber viel zu früh am Bahnhof an und schlenderte noch etwas durch die Läden dort, als eine ehemalige Mitschülerin meinen Namen rief. »Hi, Leni«, sagte ich und unterhielt mich einige Minuten mit ihr. Es war richtig nett, und wir lachten gemeinsam. Als sich unsere Wege wieder trennten, war ich komplett verwirrt. All die Jahre zuvor war ich insgeheim davon ausgegangen, dass die gesunden Menschen um mich herum ganz anders seien als ich. Ich war so verstrahlt von meiner Krankheit, dass ich alles, was meine Mitschüler sagten und taten, als oberflächlich empfand. Dabei stimmte das gar nicht.

Vielleicht fragst du dich, wie es heute ist, wo ich wieder mitten im Leben stehe. Ich wünschte, ich könnte anderen Betroffenen versichern, dass nach der Heilung einfach alles wieder beim Alten ist. Dass man null Probleme hat, Menschen anzusprechen, und überall schnell Anschluss und neue Freunde findet. Doch das ist nicht wahr - zumindest war es das nicht für mich. Heute kann ich den Kontakt zu anderen Menschen zunehmend genießen, dennoch weiß ich, dass mich der soziale Rückzug und die Zeit mit meiner Krankheit enorm geprägt haben. Ich bin nicht mehr die Toni, die ich vor der Magersucht mal war. Ich weiß heute aber auch, dass ich diese Toni überhaupt nicht mehr sein möchte.

Freunde zu finden, ist für mich heute anders als früher. Vielleicht schwieriger. Nicht nur weil ich älter geworden bin und das mit den Freundschaften nicht mehr automatisch in der Schule geschieht, sondern auch, weil ich neue Werte für mich entdeckt habe und sich meine Interessen verändert haben. Aber das ist vollkommen okay für mich. Was anders ist als früher: Ich bin nicht mehr einsam. Ich habe Freunde, auf die ich mich jederzeit verlassen kann.

Früher habe ich eine Sache komplett unterschätzt, die mir heute unglaublich dabei hilft, Menschen an mich heranzulassen. Und das ist: Reden! All die Jahre habe ich erwartet, dass man mich versteht. Ja, ich wurde richtig sauer, wenn Leute es nicht taten. Als Folge verurteilte ich sie und lehnte sie ab. Dabei konnten sie es doch nicht besser wissen. Wenn ich einen Kommentar schwierig finde, ist das nicht die Schuld der Person, die ihn von sich gegeben hat. Wie soll sie mich auch verstehen, wenn ich mich nicht erkläre? Wenn ich im Nachhinein eine Sache verändern könnte, dann wäre das: Ich würde endlich mit den Menschen reden. Ich würde meinem Umfeld erklären, was die Krankheit und ihre Reaktionen darauf mit mir machen. Ich würde die Klappe aufmachen, wenn ich mich missverstanden fühle. Seit ich offen über das Thema »psychische Erkrankungen« spreche, bin ich frei.

Vor ein paar Tagen wurde ich morgens wach und merkte, dass mir alles über den Kopf wuchs und ich gestresst war. Eigentlich war ich schon seit Wochen mit einer Freundin zum Drehen eines Videos verabredet – zwei Stunden später an genau jenem Tag würde sie mich bereits bei sich zu Hause erwarten.

»Am liebsten würde ich einfach eine Ausrede erfinden«, sagte ich zu meinem Freund, der neben mir im Bett lag. »Magen-Darm. Fieber.«

Ich erwischte mich dabei, wie ich in meine alten Muster zurückfiel.

Also zückte ich mein Handy und schrieb meiner Freundin eine Nachricht: »Es ist mir superunangenehm, dass ich so kurzfristig absage, aber ich fühle mich heute nicht gut. Ich schaffe es einfach nicht aus dem Bett. Mir ist das alles zu viel heute.« Eine vollkommen offene und ehrliche Nachricht, wie sie die Jahre vorher unmöglich für mich gewesen wäre, nahm mir mit einem Mal all den Druck von den Schultern.

»Überhaupt kein Problem, Toni«, kam es ein paar Minuten später zurück. »Ich versteh das! Ruh dich aus. Wir treffen uns ein anderes Mal. Gesundheit geht vor.«

Natürlich reagieren nicht alle Leute so verständnisvoll wie Sabina an diesem Tag. Aber weißt du was? Ich habe erkannt, dass die meisten Menschen eigentlich nur wertgeschätzt werden wollen. Man darf ihnen einfach nicht das Gefühl geben, dass es an ihnen liegt, damit sie es nicht unnötigerweise persönlich nehmen. Generell wissen viele es aber zu schätzen, wenn man ehrlich bleibt. Ich jedenfalls habe mit dieser Strategie noch keine Freunde verloren. Ganz im Gegenteil: Die meisten hatten so viel Verständnis, dass es mich emotional nur näher an sie herangebracht hat. Ich bin nicht allein. Meine Freunde akzeptieren mich so, wie ich bin.

Wir alle sind verschieden. Du. Ich. Sie. Er. Vielleicht hast du nie Probleme mit Depressionen gehabt oder warst nie von einer Essstörung betroffen. Dafür hast du bestimmt andere Sorgen. Wir alle machen unterschiedliche Erfahrungen im Leben und gehen unseren individuellen Weg. Aber auch wenn wir nicht immer alle das Gleiche fühlen oder denken, müssen wir uns immer an eines erinnern: Wir sind nie allein.

## VERTRAUEN IN DIE ZUKUNFT

Als Kind wollte ich Prinzessin werden. Vermutlich denkst du jetzt: Klar, das will doch jedes Mädchen! Das Ding ist: Mir war es verdammt ernst damit, denn ich wollte *wirklich* Prinzessin werden. Filme wie *Drei Haselnüsse für Aschenbrödel* machten mich unfassbar emotional. Ich musste jedes Mal beim Anschauen weinen und war der festen Überzeugung, niemals glücklich werden zu können, wenn mein Leben später nicht genau *so* aussähe.

Als ich zehn Jahre alt war, führte ich sogar Buch darüber, welche Prinzen aus welchen Königshäusern potenzielle Heiratskandidaten für mich waren. Schnell stieß ich dabei auf ein Problem: In meinem Alter gab es gar nicht so viele Prinzen. Die Auswahl war also verdammt gering.

Ziemlich bald musste ich mir deshalb eingestehen, dass ich vermutlich eine sehr unglückliche Prinzessin werden würde, wenn ich um jeden Preis einen Königssohn heiraten wollte. Stattdessen fing ich auf der weiterführenden Schule an, mir vorzustellen, in eine riesige Villa nach Florida zu ziehen. Ich wollte Pferde haben, obwohl ich gar nicht reiten kann, und natürlich Delfine in meinem eigenen Pool. Auch hier war ich wieder der festen Überzeugung, irgendwann genau dieses Leben führen zu müssen, um glücklich zu werden.

Tja, wahrscheinlich hast du es schon erraten. Heute bin ich immer noch keine Prinzessin. Ich habe keine Villa in Florida, keine Delfine und keine Pferde. Stattdessen lebe ich auf gut zwanzig Quadratmetern in einem Studentenwohnheim, und mein Freund stammt, soweit ich weiß, auch nicht aus einer Adelsfamilie. Und trotzdem liebe ich mein kleines Apartment und bin bis in die Zehenspitzen glücklich, wenn Luca und ich gemeinsam Zeit verbringen. Ich habe es also geschafft, trotz dieser fehlgeschlagenen Wunschträume sehr zufrieden mit meinem Leben zu sein.

Denn in den letzten Jahren habe ich etwas Wichtiges gelernt. Im Leben geht es ganz viel um Vertrauen. Vertrauen in andere Menschen, aber auch Vertrauen in sich selbst und die Biegungen seines persönlichen Weges. Manchmal kommt es uns so vor, als würden wir uns komplett verirren und in die völlig falsche Richtung laufen. Doch letztendlich habe ich auf jedem meiner Umwege ein neues Ziel gefunden, das ich vorher nicht mal in Betracht gezogen hatte, nun aber aufrichtig liebe. Mittlerweile bin ich der festen Überzeugung, dass das Leben für uns alle einen Plan hat. Es stellt uns immer wieder auf die Probe, lässt uns durch tiefe Gewässer gehen, aber wenn wir diese Prüfungen bestehen, erwartet uns Großes. Für alle, die weniger mit Spiritualität anfangen können, sondern sich einen wissenschaftlicheren Ansatz wünschen: In der Evolution setzt sich immer das stärkste Gen durch. Glaubst du also wirklich, dass es Zufall ist, dass von all den Spermien ausgerechnet du am schnellsten am Ziel angekommen bist?

Die Oberstufe wird cool, dachte ich, als ich in der Unterstufe war. Doch dann wurde ich krank und erlebte meine letzten Schuljahre wie durch eine Art Schleier. Die ganze Schulzeit hindurch hatte ich mich auf meinen Abiball gefreut. Ein langes Kleid, der perfekte Tanzpartner, alles wie im Märchen. Doch letztendlich stellte der Abend meines Abschlussballs lediglich eine kurze Verschnaufpause nach einer monatelangen Depression dar. Was ich damit sagen will: Manche Dinge laufen nicht nach Plan. Das Schicksal, Gott, das Universum, das Leben – nenn es, wie du willst –, was auch immer unsere Existenz so fest im Griff hat, macht es uns nicht immer leicht, an das Gute auf dieser Welt zu glauben. Aber ich bin nach wie vor der festen Überzeugung, dass sich alles irgendwann zum Guten wendet, solange wir nur nicht aufhören, ganz fest daran zu glauben.

Was ich damit nicht sagen will, ist, dass wir uns hängen lassen und alles irgendwie auf uns zukommen lassen sollten. »Das kommt schon alles von selbst, du brauchst nichts weiter zu tun!« Nein, das ist mit Vertrauen nicht gemeint. Du sollst in deine Fähigkeiten vertrauen. Und darin, dass du mit diesen Fähigkeiten dein eigenes Leben zum Besseren verändern kannst.

Ich für meinen Teil vertraue darauf, dass ich durch die Herausforderungen aus meiner Vergangenheit zu einem stärkeren Menschen geworden bin. Ich vertraue in mein Potenzial als Autorin und glaube, dass ich durch mein Schreiben Menschen zum Nachdenken animieren kann. Und genau deshalb habe ich Vertrauen in all das, was die Zukunft mir bringen wird.

Früher habe ich mein Schicksal dafür gehasst, dass es mir die Magersucht aufgebürdet hat. Immer wieder habe ich mich gefragt, warum andere Menschen ein normales Leben führen durften, während ich isoliert in meinem Zimmer saß und den Hunger in jeder meiner Rippen stechen spürte. Heute kenne ich die Antwort auf die Frage: Hätte ich all das damals nicht durchgemacht, wäre ich nie so stark und nicht zu der Toni geworden, die ich heute bin.

Das Leben führt nicht immer in einer geraden Linie zum Ziel. Manchmal muss man ganz schön unbequeme Wege gehen, die man am liebsten abbrechen würde. Mein Ratschlag in so einer Situation ist: Lauf! Dreh dich nicht andauernd um und trauere nicht um die Ziele und das Leben, das du zurücklassen musst. Fokussiere dich auf das, was du aus dem Hier und Jetzt machen kannst.

Als ich nach Köln gezogen bin, um Medienkulturwissenschaft zu studieren, dachte ich, jetzt beginne ein neues Leben für mich. Nach ein paar Wochen wurde mir allerdings schon klar: Ganz so das, was ich mir vorgestellt hatte, war das Studium nicht. Viel zu viel Kultur und Theater. Es hatte nichts mit den Neuen Medien zu tun, für die ich mich viel mehr interessierte. Dennoch dauerte es ganze sechs Monate, bis ich mir nach einem Gespräch mit einer guten Freundin eingestand: »Dieses Studium macht mich nicht glücklich.«

Im Mai 2019 traf ich, ohne sicher zu wissen, was mich nun erwarten würde, die Entscheidung, mein Studium nach dem zweiten Semester abzubrechen. Nachdem ich diesen Entschluss gefasst hatte, flog ich spontan nach Ägypten, um mal rauszukommen, und als ich wieder zurückkam, wurde mir bewusst, wie befreit ich mich fühlte. Es war, als habe sich ein dicker Kloß in meinem Hals gelöst.

Nach ein paar Wochen überkamen mich allerdings die ersten Zweifel. »Und jetzt?«, dachte ich. »Du hast Abitur. Da musst du doch was draus machen!« Mein Wunschstudiengang Markenkommunikation und Werbung wurde allerdings nur an einer privaten Hochschule angeboten, die schweineviel Geld kostete.

Ich erzählte meiner Therapeutin von meinem Dilemma und schloss meine Ausführungen mit dem Satz: »Und dann sitze ich als junge Berufstätige schon mit einem riesigen Berg Schulden da.«

Frau Koch überlegte, bevor sie antwortete: »Vielleicht. Vielleicht bereuen Sie eines Tages die Entscheidung. Aber vielleicht zahlt es sich auch aus. Vielleicht lieben Sie Ihren Job, können das Geld schnell zurückzahlen und fühlen sich danach voll im Leben angekommen.«

Über diesen Satz musste ich nicht lange nachdenken. »Ich habe die Wahl: Entweder ich gehe das Risiko ein, in ein paar Jahren 40.000 Euro Schulden nicht zurückzahlen zu können, oder ich nehme die Tatsache in Kauf, jetzt ein Leben zu leben, das mich nicht glücklich macht.«

Ich begann also mein privates Studium. Ob es mich glücklich machen wird? Ich weiß es nicht.

Es gibt ein Sprichwort, das besagt: »Kommt Zeit, kommt Rat.« Ich glaube: Wenn man geduldig ist, findet man Lösungen. Und am Ende kommt eh immer alles anders, als man sich das vorgestellt hat. Gerade sitze ich zum Beispiel im Zug nach Berlin, statt meine Vorlesung zu besuchen. Jedoch bin ich nicht ohne Grund auf dem Weg in die Hauptstadt. Ich bin unterwegs nach Berlin, um mit dem Verlag, der dieses Buch hier veröffentlicht, meinen Vertrag zu besprechen, und danach steht ein Dreh für einen großen Fernsehsender auf dem Plan. So laufen die Dinge irgendwie parallel. Nicht immer nach Plan, aber sie laufen.

Ich habe Vertrauen in die Zukunft. Ich habe Vertrauen in das, was kommt. Ich weiß, wer ich bin. Ich weiß, was ich kann, und ich weiß, was ich bereit bin zu leisten. Und dieses Wissen ist alles, was ich brauche. Ich kann mich damit nicht gegen eine schwere körperliche Erkrankung wehren, kann nicht verhindern, dass ich irgendwann mal an einem Unfall beteiligt bin oder einem Verbrechen zum Opfer falle. Aber ich kann damit beeinflussen, wie ich mit den Dingen umgehe, die mir passieren.

Jemand, den ich mal sehr gern hatte, sagte einst zu mir: »Jedes Mal, wenn du dich vor etwas fürchtest, was du zum gegenwärtigen Zeitpunkt nicht beeinflussen kannst, erinnere dich daran: Wenn du dich durch diese Sorge in deinem Leben einschränken lässt, hast du von vornherein verloren. Bestätigt sich deine Angst, hast du dir die Zeit verdorben, in der alles noch gut war. Und wenn der schlimmste Fall niemals eintritt, hast du dir ganz umsonst Sorgen gemacht.«

Seitdem habe ich aufgehört, mir um alles Gedanken zu machen, was schiefgehen könnte. Ich handele nicht leichtfertig, ich wäge ab. Und ich denke immer daran, darauf zu hören, was mein Herz mir zuflüstert, wenn es darum geht, große Entscheidungen zu treffen. Das Schlimmste, was mir passieren kann, ist, dass ich einen Fehler mache. Und vielleicht macht mich am Ende gerade dieser Fehler unfassbar glücklich.

# Mein Leben ohne die Magersucht

Eine wichtige Erkenntnis, die ich irgendwann hatte, war: Was passiert ist, ist passiert. Mit meiner Therapeutin in Köln spreche ich oft über mein sogenanntes »Inneres Kind«. Anders als ich immer geglaubt hatte, handelt es sich bei unserem Inneren Kind nicht um den trotzigen Rebellen in uns, der vielleicht immer noch gern mit Playmobil spielt oder *Benjamin Blümchen*-Torte isst. Nein, das Innere Kind ist ein Modell aus der Psychologie und beschreibt den Anteil jedes Menschen, der in der Kindheit geprägt wurde und noch heute Einfluss auf unser Verhalten hat. Viele Glaubenssätze, die wir im Hier und Jetzt haben, stammen nämlich aus unserer Vergangenheit. So wie ich in diesem Buch zum Beispiel erklärt habe, dass ich mich früher oft »zu viel« oder »nicht gesehen« fühlte, hat jeder Mensch solche oder ähnliche Gedanken aus seiner Kindheit mitgenommen.

In dem Buch *Das Kind in dir muss Heimat finden,* das ich auf meinen Social-Media-Kanälen schon seit Ewigkeiten in die Kamera halte, unterscheidet die Autorin Stefanie Stahl zwischen unserem inneren Sonnenkind und unserem inneren Schattenkind.[5] Unsere positiven Erfahrungen im Leben werden vom Sonnenkind gespeichert, die negativen hingegen behält das Schattenkind. Mein Schattenkind zum Beispiel hütet viele der Verletzungen aus meiner Kindheit, die dazu beigetragen haben, dass ich später die Magersucht entwickelte.

**Mama sagt:**
»Wenn es um das Thema ›Kindheit‹ geht, stellen mir Leute oft die Frage: ›Fühlt ihr euch schuldig, dass euer Kind so schwer krank geworden ist?‹ Natürlich frage ich mich manchmal, wieso ich Toni nicht beschützen konnte. Wie konnte es nur so weit kommen? Allerdings setzt Schuld für mich eine bewusste Handlung voraus. Wahrscheinlich würde ich die meisten Dinge heute wieder genauso machen – weil ich sie aus Liebe getan habe. Viel wichtiger, als sich selbst die Schuld zu geben, finde ich es, dass Eltern im Fall einer psychischen Erkrankung nicht wegsehen und alles dafür geben, ihr Kind ernst zu nehmen und zu unterstützen.«

Als mir bewusst wurde, welche Gedanken mein Schattenkind im Laufe der Jahre angesammelt hatte, dachte ich anfangs, ich könnte diese Erkenntnis dafür nutzen, mich selbst sofort zu heilen, indem ich diese negativen Glaubenssätze einfach irgendwie auslöschte. Auch meine Eltern fragten mich oft, was sie tun könnten, um alte Wunden aus der Vergangenheit zu heilen. Schließlich wurde ich mir allerdings einer schmerzhaften Wahrheit bewusst: Wir können die Zeit nicht rückgängig machen. Das funktioniert so leider nicht. Ich kann heute lediglich lernen, besser mit diesen negativen Glaubenssätzen umzugehen.

Ich stelle mir das Leben in diesem Zusammenhang wie eine Wippe vor. Auf der einen Seite befindet sich der Ballast aus der Kindheit, der uns immer irgendwie hilflos in der Luft hängen lässt. Wir können diese Erfahrungen nicht einfach von der Wippe runternehmen, denn sie gehören zu uns. Genauso wie auch eine Narbe nicht einfach so verschwindet. Was wir jedoch tun können, ist, uns selbst zu stärken. Wir können lernen, unser Selbstvertrauen zu kräftigen, sodass unser eigenes Gewicht letztendlich den Ballast auf der anderen Seite der Wippe ausgleicht oder sogar überwiegt.

Ich für meinen Teil habe noch nicht gelernt, mit allen Seiten meines Schattenkindes umzugehen. Es gibt Glaubenssätze, die mich bis heute begleiten. Was ich aber lernen konnte, ist, mich von diesen inneren Überzeugungen weniger beeinflussen zu lassen und mich meinen Ängsten zu stellen. Vor allem was die Essstörung angeht, habe ich gelernt, dass mir mein vermeidendes Verhalten nicht dauerhaft helfen kann. Die Magersucht war eine kurzfristige Lösung, auf die ich zurückgriff, um mich nicht meiner Angst vor dem Erwachsenwerden stellen zu müssen. Die Krankheit ermöglichte mir eine schnelle Betäubung meiner Gefühle.

Jedes Mal, wenn die Magersucht heute zu mir spricht, stelle ich mir die Frage: »Würde mich das, was sie mir rät, wirklich meinem Ziel näherbringen?« Wenn ich abnehme, werde ich dann wirklich für immer in Sicherheit leben? Wenn ich den Hunger aushalte, bin ich dann wirklich der starke Mensch, der ich um jeden Preis sein möchte? Wenn ich mich jetzt auf die Waage stelle, habe ich dann wirklich mein ganzes Leben so unter Kontrolle, wie ich das gern glauben würde? Und jedes Mal lautet die Antwort gleich: nein.

Nachdem ich aufhörte, mich auf die Essstörung und andere kurzfristige Betäubungsstrategien zu verlassen, wurde ich mit vielen negativen Gefühlen konfrontiert. Ich schrieb in diesem Buch ja bereits, dass die Psychotherapie einen nackt braucht und man nur so herausfindet, was das eigentliche Problem ist. An diesem Punkt war ich jetzt endlich angelangt. Als ich in Stresssituationen nicht mehr auf meine Essstörung zurückgreifen konnte, kam ich auf einmal mit meinen Gefühlen in Kontakt. Und dieses Mal zwang ich mich, ihnen zuzuhören.

Immer öfter wurde in dieser Zeit die Angst in mir laut, meinen Mitmenschen zur Last zu fallen. Aber anstatt mich wieder in die Magersucht zu flüchten, fing ich an, einen neuen Umgang mit meinen Glaubenssätzen zu erlernen. Dazu stellte mir meine Therapeutin das Modell des Selbstwerthauses vor. Das ist eine Verbildlichung aller Aspekte, die das eigene Selbstbewusstsein ausmachen. Man kann sich das so vorstellen: Das Selbstwertgefühl jedes einzelnen Menschen baut wie ein Haus auf einem Grundgerüst auf. So wie es in jeder Stadt verschiedene Baustile und Gebäude gibt, unterscheiden sich auch unsere Selbstwerthäuser voneinander. Jedes Haus wird von einer verschiedenen Anzahl von Säulen gehalten. Manche dieser Säulen sind sehr dick und stabil, andere brechen immer wieder ein und bringen unseren Selbstwert ins Wanken.

Vor ein paar Monaten habe ich meiner Community auf Instagram eine Frage gestellt: »Wenn ihr etwas an euch ändern könntet, was wäre es?«

Die Antworten fielen ganz unterschiedlich aus: »Ich wünschte, ich wäre dünn.« – »Ich möchte mich nicht so leicht von anderen beeinflussen lassen.« – »Ich wünschte, ich wäre mutiger.« – »Ich bin furchtbar eifersüchtig und würde das gern ändern.«

Obwohl keine Antwort der anderen glich, fiel mir schon bald auf, dass nahezu *alle* Antworten etwas mit dem Thema »Selbstbewusstsein« zu tun hatten. Wer sich wünscht, dünn zu sein, möchte bestimmten in unserer Gesellschaft gültigen Schönheitsidealen entsprechen, um von anderen weniger abgelehnt zu werden. Wenn man sich leicht von anderen beeinflussen lässt und zu viel Wert auf die Meinung seines Umfeldes legt, hat man seine innere Balance wahrscheinlich noch nicht gefunden. Wer schnell eifersüchtig wird, fühlt sich als Person nicht genug.

Ich erinnere mich an eine Sitzung bei Frau Koch, in der wir sehr ausführlich über meine innere Ausgeglichenheit gesprochen haben. Meine Therapeutin fragte mich, welche Dinge in meinem Leben mir Energie gäben. Ich musste nicht lange überlegen: Mein YouTube-Kanal, bestimmte Freundschaften, meine Beziehung, das Schreiben.

Diese Kraftgeber sehen für jeden anders aus. Vielleicht ist es für dich deine Arbeit oder dein Studium, möglicherweise sogar die Schule. Oder hast du ein Hobby, das dir Selbstvertrauen gibt? All diese Energiespender sind Säulen unseres Selbstwerthauses. Sie bestärken und befriedigen uns. Deshalb ist es so wichtig, sie zu kennen und zu pflegen.

Dabei ist es extrem wichtig, auf Balance zu achten. Denn was, wenn du deinen Job verlierst, die Schulnoten plötzlich in den Keller sinken oder deine Beziehung den Bach runtergeht? Es gibt Säulen, die das Leben bunt und harmonisch machen und einem jede Menge Freude bringen. Trotzdem können sie unter bestimmten Umständen wegbrechen. Es gab Zeiten, in denen mein Selbstwerthaus sehr instabil war, denn ich investierte all meine Energie in ein einziges Thema. Wenn dieses dann mal nicht so lief, kam mein Selbstwert ins Wanken. In meinem Fall wurden diese Einbrüche meist durch Schreibblockaden ausgelöst oder vielleicht mal durch eine schlechte Schulnote. Im Nachhinein wurde mir schmerzhaft bewusst: Meine Fokussierung auf eine einzige Säule hatte mich ziemlich heftig auf den Allerwertesten fallen lassen.

»Es gibt Säulen, die Ihr Haus stabiler halten werden«, erklärte meine Therapeutin mir eines Tages, als ich zerfressen von Selbsthass und Versagensangst vor ihr auf dem Sessel saß und erklärte, die letzte Woche sei absolut beschissen gelaufen, weil ich mich a) mit meiner Familie gestritten hatte, b) keine Lust gehabt hatte, zum Sport zu gehen, und c) meine letzten zwei YouTube-Videos nicht so gut bei meinen Abonnenten angekommen waren. »Die stabilsten Säulen Ihres Selbstwerthauses sind die Energien, die Sie bereits in sich tragen«, erklärte Frau Koch weiter. »Sie müssen anfangen, sich für das wertzuschätzen, was Sie sind. Nicht für das, was Sie leisten.«

Nach dieser Stunde fing ich an, darüber nachzudenken, welche Säulen mein Haus von da an tragen sollten. Was sorgte für Stabilität im Leben von uns Menschen? Auf dieses Gerüst wollte ich mein Haus in Zukunft bauen.

## ICH WEISS, WER ICH BIN

In meinem Zimmer hängt eine Karte mit dem Spruch darauf: »Glücklichsein beginnt in dem Moment, in dem du beschließt, du selbst zu sein.« Ein schöner Leitsatz, wie ich finde. Dennoch stellte er mich sehr lange vor eine große Herausforderung.

Mit zwölf schrieb ich in mein Tagebuch: »Ich wünschte, ich könnte anfangen, zu mir selbst zu stehen.« Auch Jahre später stand ich immer wieder vor dem Problem, dass ich mich zu leicht von meinem Umfeld beeinflussen ließ. Ich weiß noch, dass ich als Teenager ziemlich lange glaubte, einfach nicht gern Musik zu hören. Bis mir vor zwei Jahren bewusst wurde, dass ich bis dahin einfach immer die falsche Musik gehört hatte.

Vorab möchte ich dir also folgende Frage stellen: Würdest du sagen, dass du dich kennst? Das klingt wahrscheinlich erst mal seltsam, denn man selbst steht sich ja am nächsten und müsste von daher alles über den eigenen Charakter, den eigenen Körper und die selbst auserkorenen Ziele wissen. Aber ist das wirklich so?

In meiner Schulklasse gab es damals, wie das unter Teenagern so üblich ist, kleine Grüppchen, innerhalb derer sich Freundschaften bildeten. Einmal gesellten sich die Klassenbesten zusammen. Sie wirkten sehr zufrieden mit sich und legten keinerlei Wert auf die Meinung der anderen. Dann gab es mehrere Schüler, bei denen sich alles um Geld und Statussymbole drehte. Ihnen war ihr Aussehen sehr wichtig, sie spielten in ihrer Freizeit Golf und Tennis und wurden von ihren Eltern zur Nachhilfe geschickt, bis ihre Köpfe qualmten. Es gab die Sportlichen, die im Sportunterricht immer zuerst ins Team gewählt wurden, den Klassenclown, der überall für Unterhaltung sorgte, die »uncoolen« Kids, die sich für nerdige Sachen interessierten ... Und so weiter eben.

Nachdem ich mich selbst aus Bad Grönenbach entlassen hatte und zurück in meinem gewohnten Umfeld war, wurde mir mit einem Mal bewusst, dass ich all die Jahre keine Ahnung gehabt hatte, wer ich selbst eigentlich war. Es war, als hätte die Essstörung von meiner Identität Besitz ergriffen. Wenn ich eines Morgens aufwachen würde und plötzlich wieder gesund wäre, wer wäre ich dann überhaupt noch? Diese Frage stellte ich mir oft.

Mit 17 kam ich einmal für vier Tage ins Krankenhaus, weil ich unheimliches Herzrasen hatte. Zu dieser Zeit lag mein Gewicht übrigens fast im Normalbereich. Kaum im Krankenhaus angekommen, verlor ich damals plötzlich das Bewusstsein und wurde voll verkabelt auf ein Zimmer verlegt. Irgendwann kam ein Arzt zu mir und sagte, er wolle sich mit mir über meine Essstörung unterhalten. Bevor er weitersprechen konnte, klingelte jedoch sein Telefon. Er nahm ab. »Ja, ich bin im Zimmer 28B. Die Anorexie, genau.«

Ich erinnerte mich damals an Dr. Kiesberg, der mir immer versichert hatte, dass ich viel mehr sei als meine Diagnose. »Du bist nicht ›die Magersüchtige‹, sondern Antonia, die Magersucht hat.«

Als ich das dritte Mal stationär behandelt wurde und verstand, dass ich die Essstörung nun loslassen müsste, bekam ich es schlagartig mit der Angst zu tun. Denn es fühlte sich tatsächlich so an, als müsste ich meine gesamte Identität zurücklassen. Heute weiß ich allerdings, dass Dr. Kiesberg recht hatte. Eine Diagnose ist keine Identität. Was auch immer bei dir auf dem Papier steht, sei es »Depression«, »Zwangsstörung«, »Essstörung« oder »Trauma«: Das ist deine Diagnose, aber das bist nicht *du!*

Wie allerdings findet man seine eigene Identität? Kann man so was überhaupt wirklich finden? Irgendwie bin ich ja schon am Abend, wenn ich einschlafe, ein anderer Mensch als noch am Morgen, als ich aufgestanden bin. Unser gesamtes Leben prägt uns. Wir sammeln Erfahrungen, führen Gespräche, die uns inspirieren, und entwickeln uns jeden Augenblick weiter. Dennoch kann man sich im Hier und Jetzt immer die Frage stellen: Wer bist du gerade? Klingt einfach, ist es aber nicht. Ich zumindest kannte die Antwort nicht.

Als ich mit 18 Jahren herausfand, dass ich doch ganz gern Musik hörte, und langsam, aber sicher die ersten Lieder entdeckte, die mich zum Mitsingen und Tanzen brachten, feierte ich deshalb innerlich ein kleines Fest. Für mich war das, als habe ich ein kleines bisschen mehr zu mir selbst gefunden.

Ich erinnere mich auch noch gut daran, wie ich während meines letzten Klinikaufenthaltes auf einem Blatt Papier eine

Mindmap erstellte. In die Mitte des Blattes schrieb ich meinen Spitznamen, »Toni«. Mit diesem Namen kann ich mich bis heute am besten identifizieren. Danach sammelte ich tagelang alles, was mir zu meiner eigenen Person in den Sinn kam. Welche Art von Klamotten mag ich? Bin ich eher der salzige oder der süße Typ? Habe ich eine Lieblingsfarbe? Ich überlegte mir viele Fragen, die mir dabei helfen könnten, mich selbst besser kennenzulernen.

Was damals noch richtige Arbeit war, gelingt mir heute ziemlich gut. Nur beim Thema »Kleidung« habe ich manchmal immer noch das Gefühl, meinen eigenen Geschmack noch nicht ganz gefunden zu haben. Aber das ist okay. Bisher war ich zumindest noch nie nackt unterwegs.

Im Laufe der Zeit habe ich ein paar Leitfragen entwickelt. Wenn du selbst, so wie ich früher, nicht genau weißt, was dich als Person ausmacht, können dir diese Fragen vielleicht eine Anregung geben:

Wenn du dich selbst beschreiben müsstest, was fiele dir ein? Worin unterscheidest du dich von anderen Menschen? Wofür interessierst du dich?

Unsere Interessen sind etwas, was uns definitiv ausmacht. Ich zum Beispiel lebe für das Schreiben. Meine Ideen sind etwas, was mir niemand so einfach wegnehmen kann. Ich bin in diesem Bereich nicht abhängig von anderen Menschen. Klar, mein Erfolg wird immer von meinen Leserinnen und Lesern abhängig sein. Aber meine Ideen sind ein Teil von mir, der eine sichere Säule meines Selbstwerthauses bildet.

Was kannst du gut? Worin bist du weniger gut? Was könntest du gern besser?

Stärken und Schwächen sind auch Dinge, die unsere Persönlichkeit definieren. Ich zum Beispiel kann gut vor anderen

Menschen reden, dir fällt es möglicherweise leicht, anderen zuzuhören.

Wofür stehst du im Leben ein? Was ist dir für dich und andere Menschen außerordentlich wichtig? Auf welche deiner Eigenschaften bist du besonders stolz?

Identität bedeutet für mich auch, Werte zu haben. Ich bin beispielsweise überzeugte Veganerin und habe vor einigen Jahren beschlossen, dass für mich kein Tier mehr unnötig leiden darf. Der Veganismus macht, so extrem das für Leute klingen mag, ein Stück weit meinen Charakter aus. Er kennzeichnet mich und sagt viel über mich und meine Haltung aus.

Welche Ziele hast du im Leben? Wo siehst du dich in fünf Jahren? Gibt es einen großen Traum in deinem Leben?

Mittlerweile definiere ich mich außerdem über meine Ziele. Ich gebe den Visionen Platz, die mir im Leben wichtig sind, und arbeite an Plänen, um diese in der Zukunft auch wirklich umsetzen zu können.

Seine eigene Identität zu finden, ist gar nicht so einfach, aber wesentlich aufregender, als sich hinter einer Krankheit zu verstecken, die einen zu einer unbeweglichen Statue macht. Mir hat es unheimlich geholfen, mich selbst besser kennenzulernen, denn nur so konnte ich mir über meine persönlichen Ziele klar werden. Nur dann, wenn ich wirklich weiß, was ich von meinem Leben will, kann ich diese Vorstellungen schließlich in die Tat umsetzen. Darüber hinaus habe ich gelernt, eigene Entscheidungen zu treffen. Das hat mir nicht nur ein neues Selbstvertrauen gegeben, sondern ich habe auch gelernt, dass ich allein die Verantwortung für mein Leben trage. Am allerwichtigsten ist es in meinen Augen aber, seinen eigenen Wert zu erkennen. Nur wer weiß, wer er wirklich ist, kann lernen, sich selbst anzunehmen.

## ICH BIN GANZ ICH SELBST

*»Mit ein bisschen Mut kannst du sein, wer du willst. Mit noch mehr Mut kannst du sein, wer du bist.«*
Lebensweisheit

Letztens wurde ich gefragt, wie ich so selbstbewusst geworden bin und warum ich mich mittlerweile Dinge traue, die andere vielleicht peinlich finden. Darüber habe ich eine ganze Weile nachgedacht und festgestellt, dass Selbstbewusstsein nicht heißt, dass mir die Meinung anderer Leute komplett egal ist – im Gegenteil. Doch ich bewege mich außerhalb meiner Komfortzone. Ich tue Dinge, *obwohl* sie mir manchmal unangenehm sind. Heute weiß ich nämlich, dass ich keine Angst davor haben muss, negativ aufzufallen.

Früher hat es mich panisch gemacht, wenn ich mir vorstellte, Leute könnten das, was ich tat, peinlich finden. Es gab für mich kaum etwas Schlimmeres, als aus dem Rahmen zu fallen. Scham war ein wichtiges Stichwort. Ich schämte mich für alles, was anders an mir war. Heute bin ich mir sicher, dass die Magersucht von dieser Angst sehr profitiert hat. Die Krankheit gab mir die Möglichkeit, mehr und mehr zu verschwinden.

Bis ich anfing zu akzeptieren, dass das gar nicht meine Aufgabe ist. Weder das Verschwinden noch die Scham. Ich muss nicht jedem Menschen auf der Straße gefallen. Wenn ich in der Stadt ein Mädchen sehe, das eine komische Hose trägt, habe ich es innerhalb von zwanzig Sekunden vermutlich schon wieder vergessen. An die komische Frisur der Frau an der Supermarktkasse kann ich mich schon nicht mehr erinnern, wenn ich zu Hause meine Einkäufe ins Regal räume. Und heute, keine drei Jahre nach meinem Abitur, habe ich bereits sämtliche Namen meiner Mitschüler vergessen. Jawohl!

Es klingt paradox, aber in vielen Situationen nehmen sich unsichere Menschen viel zu wichtig, obwohl sie so ein geringes Selbstwertgefühl haben: Und zwar wenn sie glauben, die ganze Welt würde nur auf sie achten. Dabei ist diese Vorstellung absolut verrückt. Denn worüber wir Menschen den lieben langen Tag am allerliebsten nachdenken, sind wir selbst, nicht die anderen.

Außerdem: Magst du alle Leute in deiner Klasse? Auf der Arbeit? In der Nachbarschaft? Nein, richtig? Warum erwartest du dann, dass alle Menschen dich mögen? Einer meiner absoluten Lieblingssprüche lautet: »Was andere Leute über dich sagen, hat nichts mit dir zu tun. Es hat etwas mit ihnen zu tun.«

2015, als ich gerade 16 war, fing ich mit YouTube an. Zwei Mädchen aus meiner Schule erzählten mir damals kichernd, dass einige meiner Mitschüler sich meine Videos zusammen im Klassenzimmer auf der großen Leinwand angesehen hätten. Sie hätten das superwitzig gefunden und ihren Spaß dabei gehabt, sich hinter meinem Rücken über mich lustig zu machen. Damals machte mich das ganz schön fertig. Meine Videos auf YouTube waren mein erster bewusster Schritt aus meiner Komfortzone heraus und etwas, was andere bestimmt peinlich fanden. Weil ich die Plattform und das Drehen von Videos aber wirklich mochte, fing ich zum ersten Mal an, die Kommentare meiner Mitmenschen zu hinterfragen. Was waren das für Leute, die sich über mich lustig machten? Und war ich bereit, für sie etwas aufzugeben, was mir Spaß machte? Nein. Also ließ ich mir nichts anmerken und drehte weiter meine Videos. Und siehe da: Nach ein paar Wochen war all das so gut wie kein Thema mehr, und ich war unendlich froh, durchgehalten zu haben. Nicht nur wegen meiner Leidenschaft, der ich nun weiter nachgehen konnte, sondern auch, weil es sich unfassbar gut anfühlte, zu mir selbst gestanden zu haben.

Es gibt einen Spruch – ja, ich weiß, ich habe für alles einen Spruch –, der lautet: »Sei du selbst. Eines Tages kommt es sowieso raus.« Eine ziemlich lahme Erkenntnis, aber für mich in der Vergangenheit unfassbar lehrreich. Angenommen, ich lerne coole Leute kennen, mit denen ich unbedingt befreundet sein will. Nun stellt sich die Frage: Möchte ich, dass diese Leute mit der echten Toni befreundet sind oder mit einer falschen Version von mir? Habe ich überhaupt etwas davon, wenn diese Personen gar nicht *mich* mögen, sondern nur das, was ich vorgebe zu sein? Die Antwort lautet: nein. Auch in einer Beziehung werde ich meinen Partner letzten Endes nur enttäuschen, wenn ich nicht von Anfang an mit offenen Karten spiele. Ich kann mich schließlich nicht mein Leben lang verstellen und so tun, als wäre ich eine Grillmeisterin, Hochleistungssportlerin oder Beautyqueen. Ist es da nicht besser, gleich beim ersten Date zu verraten, dass ich mich vegan ernähre, im Fitnessstudio nur für den Fall angemeldet bin, dass mich eines Morgens eine Erleuchtung ereilt, und ich spätestens nach dem zweiten Treffen auch wieder aufhören werde, mich zu schminken?

Von Anfang an mit der Wahrheit herauszurücken, klingt natürlich einfacher gesagt als getan. Aber seitdem ich aktiv versuche, mir selbst treu zu bleiben, habe ich fast nur gute Erfahrungen mit Menschen gemacht. Jedenfalls wurde ich nicht mehr enttäuscht. Es mögen mich immer noch nicht alle Leute. Und bestimmt gibt es viele, die sich das Maul über mich zerreißen. Aber diejenigen, die mich mögen, die tun es wirklich.

Bei diesen Menschen kann ich mir sicher sein, dass sie die echte Toni lieben und keine gefilterte Version von mir.

Heute fände ich es blöd, wenn Leute mich für eine Grillmeisterin halten würden. Vermutlich hätte ich dann wenig vegane oder vegetarische Follower. Und wenn mir auf Instagram nur Sportler folgen würden und keine Bücherfreaks, wäre ich ziemlich traurig. Menschen dürfen ruhig denken, dass ich schräg tanze oder lache, komische Witze reiße und seltsame Klamotten trage. Denn das stimmt ja auch. Und so ziehe ich immerhin die Leute an, die genau das mögen. Deren Lache mindestens genauso schräg ist wie meine, die Kleidung nur bedingt wichtig finden und denen meine ungekämmten Haare nicht einmal auffallen.

Aber wie lässt man los? Wie kommt man aus seiner Komfortzone heraus, ohne sich dabei furchtbar zu fühlen? Mein Statement dazu lautet: »Fake it till you make it!« In letzter Zeit habe ich angefangen, auf Instagram Videos zu posten, in denen ich ganz frei und spontan tanze. Es macht unheimlich viel Spaß, sich ohne Regeln aus dem Bauch heraus zu Musik zu bewegen. Ich tue ganz bewusst die Dinge, die ich gern machen möchte, obwohl ich weiß, dass andere mein Verhalten vielleicht zum Schämen finden. Ich bin mir bewusst, dass viele Menschen aus meinem privaten Umfeld meine Storys auf Instagram sehen können oder vielleicht sogar dieses Buch lesen, und wenn ich darüber nachdenke, ist mir das tatsächlich auch etwas unheimlich. Aber je öfter ich merke, dass, egal was ich tue, die richtigen Menschen diese Verrücktheiten zu schätzen wissen, desto leichter fällt es mir, von meinen Ängsten loszulassen. Die Tatsache, dass die Leute da draußen mich auch annehmen, wenn ich nicht nullachtfünfzehn bin, lehrt mich so viel. Ich kann dir nur empfehlen, es auch mal auszuprobieren.

Fang mit etwas Leichtem an. Selbstbewusstsein entsteht nicht einfach von heute auf morgen aus dem Nichts, nur weil du darauf wartest. Es muss sich, genau wie neue Glaubenssätze, langsam entwickeln. Und je häufiger man sich herausfordert und feststellt, dass nichts passiert, wenn man anders ist, umso sicherer wird man in seinem Handeln.

Als ich mich letztens mit einer Freundin darüber unterhielt, dass es unfassbar belastend ist, sich immer und überall für alles zu schämen, sagte sie: »Wie stark wir uns blamieren, entscheiden wir am Ende doch selbst.« Dieser Satz ist so wahr! Insgesamt gilt: Andere können über uns oder eine vermeintlich peinliche Situation lachen, aber schlussendlich entscheiden wir selbst, ob wir eine Situation als peinlich bewerten oder nicht. Genauso gut können wir einfach ganz cool über das Geschehene hinwegsehen, selbstbewusst grinsen und mit der Anekdote zwei Stunden später bei anderen für Lacher sorgen. Und siehe da: Plötzlich können wir uns gar nicht mehr vorstellen, warum wir der Sache früher so eine große Bedeutung gegeben hätten.

## ICH STEHE FÜR MICH EIN

Bis vor einigen Jahren habe ich geglaubt, »Nein« zu sagen, sei für mich eines der einfachsten Dinge der Welt. Etwas, was mir immer so natürlich erschienen war, bekam eine andere Bedeutung, als ich das erste Mal in meinem Leben am eigenen Leib erfuhr, was es hieß, nicht für mich selbst einstehen zu können.

Dieses Kapitel ist sehr persönlich. Für mich fühlt es sich sogar noch persönlicher an als all die anderen Geschichten aus meinem Leben mit der Magersucht. Vielleicht weil ich bis heute nicht ganz meinen Frieden damit schließen konnte, was mir passiert ist. Vielleicht weil ich mich bis heute frage, wie es so weit kommen konnte. Und weil ich mich schäme. Bis heute. Manchmal zumindest. Zum Beispiel wenn ich unter der Dusche stehe und mich in die Situationen zurückversetze, in denen ich nicht »Nein« sagen konnte. Vielleicht weil ich bis heute noch ab und zu von diesen Erlebnissen träume.

Das erste Mal, dass ich mich und meinen Körper mehr oder weniger an eine wildfremde Person verriet, war kurz nach meinem 17. Geburtstag. Ich war bei einer Freundin zu Besuch, und ein Bekannter von ihr war auch da. Er war schon etwas älter, hatte eine Freundin und Kinder. Ich kann mich nur noch an Schnipsel dieser Nacht erinnern, aber ich weiß noch ganz genau, dass ich mich danach so fühlte, als müsste ich sterben.

Der Bekannte meiner Freundin war die ganze Zeit total nett zu mir, ich verstand mich richtig gut mit ihm. Irgendwie kam es dazu, dass wir plötzlich allein im Schlafzimmer waren. Ich glaube, meine Freundin war auf der Toilette oder unten in der Küche. Dann ging alles furchtbar schnell. Er zog mich aus, fing an, meinen Körper zu streicheln, saugte an meinen Brüsten und penetrierte mich mit seinem Finger. Zu keiner dieser Handlungen hatte ich »Ja« gesagt oder irgendwelche andere Signale gesendet, die er hätte missverstehen können. Ich wollte nicht, dass er das mit mir machte. Trotzdem schaffte ich es nicht, »Nein« zu sagen. Ich hatte keine Ahnung, was ich tun sollte. Also lag ich nur so da und fing irgendwann an, hysterisch zu lachen. Eine andere Reaktion bekam ich nicht zustande, dabei war mir so gar nicht nach Lachen zumute. Alles in mir fühlte sich taub an, schmutzig. Ich finde heute noch kaum Worte, um zu beschreiben, was damals in mir vorging.

Von diesem Vorfall erfuhr lange Zeit niemand. Nicht meine Schwester, nicht meine Eltern. Erst viele Monate später vertraute ich mich ein paar ausgewählten Freundinnen an. Ich dachte, ich könnte damit mit diesem Erlebnis abschließen, die schmerzliche Erinnerung einfach verdrängen. Doch das Gefühl der Ohnmacht, das ich erfahren hatte, wiederholte sich.

Nach meinem letzten Klinikaufenthalt wuchs in mir die Neugier aufs Leben. Das war im Sommer 2018, kurz nach meinem 19. Geburtstag. Auch wenn ich körperlich immer noch ziemlich instabil war, wurde der Hunger nach Abenteuer, nach dem Nachholen meiner Jugend so groß, dass ich entschloss, mich mit einem wildfremden jungen Mann aus dem Internet zu treffen. Wir kannten uns kaum, hatten nur ein paarmal hin- und hergeschrieben, aber ich war unfassbar aufgeregt. Um ehrlich zu sein, war dieses Treffen das erste richtige Date meines Lebens. Schon ein paar Tage vorher suchte ich mein Outfit heraus und kramte Make-up aus meinen Schubladen, das ich sonst nie trug. Eine Stunde vor dem Treffen setzte ich mich in den Zug, um in die Stadt zu fahren, in der wir uns treffen wollten.

Zu Beginn war alles unproblematisch. Ich fand mein Gegenüber gut aussehend, wir unterhielten uns nett, und obwohl der Typ fast nur über sich selbst redete und mich kaum zu Wort kommen ließ, wollte ich nicht von der Vorstellung loslassen, dass ich mich endlich auf dem Bilderbuchdate meiner Träume befand. In mir wurde der Wunsch laut, »gerettet« zu werden – gerettet von einer Person, die mich so annehmen konnte, wie ich war, und mir zeigen würde, dass alles in meinem Leben Sinn ergab.

Trotz der ausdrücklichen Warnung meiner Mutter ging ich also mit meinem Date nach Hause. Dort angekommen fing der Typ an, mich zu küssen und anzufassen und immer mehr zu bedrängen. Anfangs wimmelte ich seine aufdringlichen Berührungen mit den Händen ab, schob seine Finger von mir weg und versuchte, ihn wieder in ein Gespräch zu verwickeln. Immer wieder fing ich an zu lachen, drehte mich zur Seite und stellte ihm Fragen. Aber er blieb unnachgiebig. In meinem Kopf kamen Fluchtgedanken auf. Ich empfand Ekel und fühlte mich unwohl, Angst hatte ich auch. Trotzdem ließ ich mich immer wieder von ihm küssen und wehrte mich nicht, als er mir meine Hose und das Shirt vom Körper streifte und meinen nackten Körper berührte. Zu dem Zeitpunkt war ich immer noch stark untergewichtig, und ich fürchtete, mein viel zu dünner Körper könnte abstoßend wirken. Ich wollte um keinen Preis von irgendjemandem so gesehen werden.

An diesem Punkt schaltete sich mein Verstand wie von selbst aus. Ich entfernte mich von der Realität und nahm das, was passierte, plötzlich nur noch wie durch einen Schleier wahr. Ich fing an zu zittern und zu stottern, und schließlich schaffte ich es irgendwie, meine Zweifel in Worte zu fassen. Doch mein Gegenüber nutzte meine Unsicherheit zu seinem Vorteil aus und redete mit selbstbewusstem Ton auf mich ein. »Hab dich nicht so!« – »Das ist doch nichts.« – »Du wirst sehen, das macht Spaß.«

Ich wusste, dass das Einzige, was mich aus dieser Situation befreien konnte, ein klares »Nein« war. Ein »Nein«, das ich einfach nicht über meine Lippen brachte.

An diesem Abend wurde mir das Schlimmste nur erspart, weil mein Körper sich so verkrampfte, dass mit mir kaum mehr anzufangen war als mit einer leblosen Puppe. Da verlor selbst mein Date das Interesse.

Ich weiß heute, dass das, was diese beiden Männer mit mir anstellten, nicht in Ordnung war. Obwohl klar war, dass mir nicht gefiel, was sie mit mir taten, bedrängten sie mich weiter. Das, was sie mit mir machten, war sexuelle Nötigung und in keinster Weise meine Schuld, denn ich hatte – wenn auch nicht mit Worten – gezeigt, dass ich nicht einverstanden mit diesen Handlungen war. Trotzdem konnte ich mir noch Monate später nicht verzeihen, mich in dieser Notlage selbst so im Stich gelassen zu haben.

Warum ich? Warum war ausgerechnet ich in diese Situationen hineingeraten? Und das gleich zweimal? Im Nachhinein stellte ich mir immer wieder die Frage, warum es mir so schwergefallen war, laut und deutlich »Nein« zu sagen. Ein »Nein« zu den Männern, die mich bedrängten, hätte im Umkehrschluss auch ein »Ja« zu meinem Körper bedeutet. Und schließlich auch ein »Ja« zu mir. Ein »Ja«, das ich mir nicht geben konnte. Aber warum?

Ich fühlte mich in beiden Situationen so, als würde ich mit einem »Nein« jemanden enttäuschen. Automatisch ordnete ich meine eigenen Bedürfnisse denen meines Gegenübers unter. Die Konsequenz: Ein Dreivierteljahr später suchte ich mir Hilfe bei einer Opferschutzorganisation, denn ich hatte eine riesige Angst gegenüber Männern entwickelt. Damals hatte ich gerade meinen Freund kennengelernt und brach jedes Mal in Panik inklusive Durchfall und Übelkeit aus, bevor er meine Wohnung betreten wollte. Mit der Zeit lernte ich, mit diesen Gefühlen umzugehen, und baute das nötige Vertrauen zu Luca auf. Dennoch habe ich diese Vorfälle wie gesagt bis heute noch nicht ganz verarbeitet.

Wie sehr das »Nein«-Sagen meinen Alltag im Gesamten beeinflusst, wurde mir erst klar, als Frau Koch in einer Sitzung das Thema »Scham« aufbrachte und mir die Hintergründe dieses Gefühles erklärte. »Scham ist die Angst, von anderen abgelehnt zu werden«, sagte sie. »Das Gefühl tritt in den Augenblicken auf, in denen wir glauben, gegen eine Norm verstoßen zu haben.«

Auf Instagram fragte ich daraufhin meine Community, wie es ihnen damit ginge, wenn sie anderen Leuten einen Gefallen abschlagen oder sich selbst verteidigen müssten. Das Ergebnis: Von 1.500 Usern, die an meiner Umfrage teilnahmen, gaben mehr als 900 an, Schwierigkeiten damit zu haben, für sich selbst einzustehen. Mich erschreckte diese Zahl sehr, denn eigentlich sollte es ja absolut natürlich sein, dass unser eigenes Wohl für uns an erster Stelle steht.

Am schwierigsten fällt es mir, »Nein« zu jemandem zu sagen, wenn die betreffende Person bis dahin immer nett und verständnisvoll mir gegenüber gewesen ist. Ich komme mir dann ungerecht vor und mein »Nein« klingt irgendwie falsch.

Ich glaube allerdings, dass die Fähigkeit, »Nein« sagen zu können, eine extrem wichtige Säule unseres Selbstwerthauses darstellt, denn sie zeigt, dass wir eine gesunde Haltung zu uns als Person an den Tag legen. Außerdem verhindert sie, dass unsere Gutmütigkeit gnadenlos ausgenutzt wird. Denn das wird sie ansonsten. Entweder weil in der Schule alle die Hausaufgaben von einem abschreiben wollen, man in der Uni plötzlich allein auf der Projektarbeit sitzen bleibt oder man im Job später regelmäßig die unbeliebtesten Schichten aufgebrummt bekommt. Oder aber man liegt eines Tages so wie ich im Bett eines Fremden und wünscht sich einfach nur, endlich ohnmächtig zu werden, um irgendwie aus dieser Situation herauszukommen. Und das wünsche ich wirklich niemandem.

Und heute? Wie gehe ich mittlerweile mit solchen Situationen um? Ich wünschte, ich könnte hier schreiben: Alles kein Problem mehr! Ich komme total damit klar. Ich würde mich aber spätestens dann ertappt fühlen, wenn Luca mir beim Lesen dieser Zeilen eine belustigte WhatsApp-Nachricht schicken würde: »Ähm, Toni ... Was war das dann vor ein paar Wochen, als du dem Typen auf der Straße deinen Instagram-Namen gegeben hast, nur weil er nicht lockerließ?« Tja, schuldig, das muss ich zugeben. Angeblich war diese Person neu in der Stadt und hat nur Anschluss gesucht – ich jedenfalls wollte ihm nicht unterstellen, dass er versuchte, mich anzubaggern, und gab schließlich klein bei. Ich gab ihm meinen Instagram-Namen und blockierte ihn später.

Aber um nicht von der eigentlichen Frage abzukommen: Ich arbeite an mir. Meine Therapeutin sagt, am hilfreichsten ist es, Situationen wie diese bewusst zu üben und immer wieder »Nein« zu sagen. Vorm Spiegel. Vor Familienmitgliedern oder Freunden. Allein das Wort laut auszusprechen, kann Wunder bewirken, weil man sich an den Klang aus dem eigenen Mund gewöhnt und sich plötzlich viel stärker fühlt.

Versuch's doch mal. Denk an eine Person, der du gern mal ein Limit setzen würdest, und sag energisch »Nein«. Was passiert? Ich habe es gerade auch gemacht, und durch meine Brust lief ein richtiger Schwall an Energie.

Es ist okay, wenn man auch mal Dinge anderen zum Gefallen tut, aber wenn dabei persönliche Grenzen überschritten werden oder jemand Schaden nimmt – und damit meine ich auch dich! –, dann läuft etwas falsch. Du hast Grenzen. Ich habe Grenzen. Es gibt Dinge, die wir nicht wollen. Und das ist okay. Denn wir alle sind selbstbestimmte Menschen, die Grenzen haben. Und vor allem auch haben dürfen.

## ICH DARF FEHLER MACHEN

Magersucht hat viel mit Perfektion zu tun. Viele Betroffene jagen etwas hinterher, das sie durch die Krankheit jedoch niemals erreichen können: dem Gefühl, genug zu sein.

Erinnerst du dich daran, wie ich schrieb, die Magersucht sei eine Ausrede für all die Dinge in meinem Leben, die schiefliefen? Der Gedanke dahinter lautet: Wenn ich krank bin, beschützt man mich. Niemand erwartet von mir, dass ich erstaunliche Leistungen erbringe. Jahrelang glaubte ich, als Mensch nur etwas wert zu sein, wenn ich vollkommen war. Versagen ist schwach. Scheitern ist schwach. Aufgeben ist schwach. Fehler sind schwach. Die Magersucht rechtfertigte meine Schwäche. Sie bewahrte mich vor der unerträglichen Angst, ich könne verlieren. Ich könne Fehler machen.

Davor haben viele Menschen Angst – vor Fehlern. Niemand gesteht sich gern ein, dass er einen Fehler gemacht hat. Wir alle zeigen uns am liebsten von unserer besten Seite. In unserer Gesellschaft passieren Sätze wie »Fehler sind menschlich« die Münder ebenso schnell wie die schonungslosen Worte, die wir keine Minute später benutzen, wenn wir jemanden für ebendiese Fehler verurteilen.

Als ich ein Kind war, sagte mein Vater zu mir: »Du kannst alles schaffen, wenn du es nur wirklich willst.« Diese Worte motivierten mich, meine Träume zu verfolgen. Ich saß bei meinem Papa auf dem Schoß, erzählte ihm von meinen Ideen und war der festen Überzeugung, im Leben niemals zu scheitern. Weil mein Wille ja groß genug war. Fortan war ich mir sicher, für alle Fehler in meinem Leben selbst die Schuld zu tragen, weil ich »es nicht genug gewollt hatte«. Ich machte mir mein ganzes Leben lang unheimlich viel Druck und erlaubte mir keine Schwäche.

Vor ein paar Monaten stolperte ich über den Begriff »unabhängiger Selbstwert« und beschäftigte mich in diesem Zusammenhang auch mit dem Konzept des »erfolgsabhängigen Selbstwerts«. Das ist ein Thema, das insbesondere für diejenigen relevant ist, die sich mit den oben genannten Gedanken identifizieren können. Hast du andauernd das Gefühl, etwas besser machen zu müssen, und bist nie wirklich zufrieden mit dem, was du tust? Genauso ging es mir mit dem Abnehmen letztendlich auch. Die Zahl auf der Waage konnte einfach nie tief genug sein. Hatte ich einen neuen Tiefststand erreicht, war ich kurz stolz auf mich, doch im nächsten Augenblick setzte schon wieder die Unzufriedenheit ein, die mir sagte, dass ich ein neues Ziel brauchte.

Das Gefährliche an einem instabilen Selbstwerthaus, das nur auf Säulen aufgebaut ist, die sehr schnell wegbrechen können, ist die Abhängigkeit von anderen Menschen, die sich daraus ergibt. Ich persönlich spürte das, angefangen bei dem Druck, den ich mir früher wegen meiner Klamotten machte, um anderen zu gefallen, bis hin zu den Reaktionen auf meine YouTube-Videos. Waren die Bewertungen und Kommentare gut und zahlreich, hatte ich super Laune. Doch sobald es eine negative Anmerkung von jemandem gab, war ich sofort total frustriert und spielte mit dem Gedanken, alles über den Haufen zu werfen.

In den letzten Jahren habe ich zig Bücher zum Thema »Selbstachtung« gelesen, das Internet durchforstet und viele Therapiestunden damit verbracht, die Frage zu diskutieren, wie man sein eigenes Selbstwertgefühl stärkt. Die Ergebnisse meiner Nachforschungen kann ich heute kurz und knapp zusammenfassen: Selbstwert haben wir alle. Wir können ihn nur nicht immer fühlen. Ein gesundes Selbstwertgefühl beruht also auf unserer Erkenntnis, dass jeder von uns als Mensch wertvoll ist.

Leuten mit einem gesunden Selbstwertgefühl fällt es übrigens auch wesentlich leichter, sich selbst Fehler einzugestehen.

Weil sie tief im Inneren wissen, dass sie dadurch als Person nicht an Wert verlieren. Fehler gehören zum Leben dazu. Das sagt sich so leicht, dabei dauerte es auch in meinem Fall Jahre, bis ich mir eingestehen konnte, dass ich persönlich da nicht ausgenommen bin. In der Vergangenheit habe ich Menschen verletzt und sie vor den Kopf gestoßen. Ich habe manchmal weniger kluge Entscheidungen getroffen und Dinge getan, für die ich mich heute noch am liebsten ohrfeigen würde. Aber machen diese Fehler mich zu einem schlechteren Menschen? Heute weiß ich: Nein, das tun sie nicht.

Das Einzige, was man durch kranken Perfektionismus erreicht, ist eine innere Blockade. »Wenn ich das sowieso nicht genau so schaffe, wie ich es mir vorgenommen habe, brauche ich doch gar nicht damit anfangen.« Diese Worte kenne ich gut. Sogar meine große Leidenschaft, das Schreiben, wurde durch diesen Drang nach Perfektion in der Vergangenheit in Mitleidenschaft gezogen.

Ende 2016 machte ich mit meinen 17 Jahren zum ersten Mal beim National Novel Writing Month mit. Das ist eine Challenge, an der viele Autoren teilnehmen, um sich gegenseitig zum Schreiben zu motivieren. Ich erhöhte in dieser Zeit mein Ziel auf dreitausend Worte am Tag, die ich schreiben musste. Eine Zahl, die für mich damals realistisch gesehen viel zu hoch war. Doch ich war überzeugt, dass ich meinen inneren Frieden nur dann finden konnte, wenn ich jeden Tag dieses Soll erfüllte. Als Folge dachte ich nur noch an das Ergebnis meiner Bemühungen und konnte mich immer weniger auf den Schreibprozess selbst konzentrieren. Meine Gedanken schweiften andauernd ab, und im Kopf landete ich bei dem Moment, in dem die Leserinnen und Leser mir Rückmeldung zu meinen Texten geben würden. Nur wenn meine Arbeit gut ankommen würde, wäre ich als Teil der Gesellschaft wertvoll, davon war ich überzeugt.

Nach dieser Challenge konnte ich mehr als ein Jahr lang nicht mehr schreiben. Jeder Gedanke an die Worte auf meinem Bildschirm schnürte mir die Kehle zu. Oft setzte ich mich in dieser Zeit an meinen Laptop mit dem Ziel, das Brett vor meinem Kopf einfach zur Seite zu stoßen und endlich draufloszuschreiben. Wie früher. Wie ich es geliebt hatte. Aber die Leichtigkeit war mir in dem Augenblick abhandengekommen, in dem ich das Schreiben als Maßstab für meinen Selbstwert missbraucht hatte.

Als ich nach Bad Grönenbach kam, hatte ich mehr als ein Jahr kaum an meinem Manuskript gearbeitet. Erst hier, in der Klinik, hatte ich wieder Muße, in meinen Worten aufzugehen. Ich setzte mich an meinen Schreibtisch, ließ meinen Blick über die saftige Wiese draußen schweifen und fing an zu tippen. Der entscheidende Unterschied war, dass ich mich zum ersten Mal seit Langem kein bisschen unter Druck setzte.

Perfektionismus und Leistungsdruck schaden unserer Kreativität mehr, als sie anzutreiben. Ja, es ist wichtig, dass wir Ziele haben und ehrgeizig sind, aber wir sollten diesem Ehrgeiz niemals zum Opfer fallen. Ich erlaubte mir damals, schlecht zu schreiben. Ich sagte mir, dass es absolut in Ordnung wäre, kompletten Unsinn zu fabrizieren, solange es sich nur gut anfühlte, in die Tasten zu hauen. All die Anforderungen, die ich an meine Texte gestellt hatte, hatten mir im Laufe der Zeit die Freude genommen, doch langsam kam die Faszination für das Schreiben zurück.

Meine Freundin Morna und ich sprechen viel über das Thema Selbstachtung. Wir tauschen uns über Bücher aus, schicken uns ellenlange Sprachnachrichten und philosophieren über das Leben, seinen Sinn und unsere persönliche Aufgabe darin. Vor ein paar Wochen brachte sie mich mit einem Satz zum Nachdenken: »Das Lesen von Selbstfindungsbüchern ist unglaublich spannend, und ich nehme so viel daraus mit, aber oft fühle ich mich danach noch unvollständiger. Es gibt so viele Dinge, die ich noch lernen muss, Probleme, die mir im Weg stehen, und Ansätze, die ich nicht alle gleichzeitig verfolgen kann, weil mir sonst der Kopf platzt.«

Puh, in dem Augenblick, in dem sie das aussprach, fühlte ich mich plötzlich unglaublich verstanden. Natürlich sind auch für mich all diese Bücher eine große Stütze, aber meine Einstellung zu mir selbst und der Arbeit, die ich in mein persönliches Wachstum investiere, darf auf keinen Fall in Stress und damit neuen Druck ausarten.

Aber Morna wäre nicht Morna, wenn sie mir nicht auch gleich einen Gedanken mit auf den Weg gegeben hätte, der mich aus diesem Dilemma befreite: »Wir sollten aufhören zu glauben, dass wir mit diesen Erkenntnissen die hundert Prozent anstreben, weißt du? Denn in uns steckt bereits alles, was wir brauchen. Wir sind die hundert Prozent. Alles, was wir im Leben lernen, ist ein Zusatz. Eine Art Upgrade.«

Ich finde dieses Bild unfassbar schön, und deswegen war es mir wichtig, es auch hier zu teilen. Kein Fehler dieser Welt kann dir den Wert aberkennen, den du als Mensch in dir trägst.

## ICH VERGLEICHE MICH NICHT

Zu gut kann ich mich noch an die Zeiten in der Schule erinnern, in denen mich der Gedanke an die Zeugnisvergabe nur deshalb in Aufregung versetzte, weil mich anschließend alle nach meinen Noten fragen und wir uns vergleichen würden.

Mir persönlich waren meine schulischen Leistungen nicht so wichtig, aber die Vorstellung, schlechter als andere zu sein, war trotzdem unerträglich.

Seit dem Gespräch mit meiner Therapeutin über das Selbstwerthaus und seine stabilen Säulen habe ich viel über das Thema gelesen und auch neue persönliche Erfahrungen gesammelt. An meinem ersten Tag in der Uni zum Beispiel lernte ich ein Mädchen kennen, das im selben Studiengang war wie ich. Sie redete sehr viel über sich selbst und wirkte unheimlich selbstbewusst. Es kam heraus, dass sie ebenfalls auf Instagram war und in kurzer Zeit eine Community von über hunderttausend Followern aufgebaut hatte. Das frustrierte mich, und ich fragte mich sofort, was ich falsch machte. Warum brauchte ich immer mehr Zeit als die anderen, um das gleiche Ergebnis zu erreichen? Dazu kam, dass ich dieses Mädchen nicht besonders sympathisch fand. Sie trug teure Kleidung, auf die sie immer wieder ganz dezent verwies, prahlte mit großen Kooperationspartnern, und es fehlte nicht mehr viel, und sie hätte uns den Kontoauszug ihrer Eltern vorgelegt.

»Wie kann man nur so selbstverliebt sein?«, fragte ich nach Unischluss meinen Freund in einer Sprachmemo. »Andauernd erzählt sie von teuren Dingen, die sie sich gekauft hat, gibt mit ihrem Blog an, und man merkt einfach richtig, wie oberhammertoll sie sich findet. Sie macht mich richtig klein.«

Zum ersten Mal seit Jahren stellte ich meine Arbeit auf Social Media, die ich sonst doch so sehr liebte, infrage. Warum stellte ich Bücher vor, anstatt mir ein Sixpack anzutrainieren? Wieso sprach ich über psychische Erkrankungen, während andere Unsummen mit Beautytipps verdienten?

Einige Tage später las ich in dem Buch *Selbstachtung: Leben in Frieden mit sich selbst* von Rosette Poletti und Barbara Dobbs einen Satz, der mich zum Nachdenken brachte: »Ein Mensch, der echte Selbstachtung entwickelt hat, muss nicht mehr so häufig mit anderen konkurrieren, weil er sich nicht länger ständig mit ihnen vergleicht. Er lebt weitestgehend in Frieden und Harmonie mit sich selbst.«[6] Im nächsten Absatz las ich, man solle ein ausgeprägtes Selbstwertgefühl keinesfalls mit Arroganz und Hochmut verwechseln. Jemand, der seinen inneren Kern gefunden hätte und sich seiner Stärken und Schwächen bewusst sei, habe es nicht nötig, im Außen nach Anerkennung zu suchen. Er gibt sich diese nämlich einfach selbst.

In der nächsten Seminarsitzung behielt ich meine Kommilitonin genauestens im Blick. Es dauerte überhaupt nicht lange, und mir wurde bewusst, wie daneben ich mit meiner ersten Einschätzung gelegen hatte. Eine Person, die ständig darauf bedacht ist, nach außen hin wie die Größte und Beste zu wirken, ist komplett abhängig von der Meinung anderer Menschen. Doch allein meine innere Überzeugung, dass ich es mit einer wahrhaft selbstbewussten und erfolgreichen Person zu tun hatte, hatte mich so verunsichert, dass ich mich total zurückzog.

Ich rief mir in Erinnerung, was ich zu meinem Freund gesagt hatte: »Sie macht mich klein.« Das brachte mich zum Nachdenken. In der Vergangenheit hatte meine Therapeutin oft betont, dass andere Menschen unsere Gefühle nur so lange beeinflussen können, wie wir es zulassen.

Jemand macht mich klein? Nein. Ich lasse zu, dass mich jemand kleinmacht.

Jemand unterdrückt mich? Nein. Ich lasse zu, dass mich jemand unterdrückt.

Jemand verletzt mich? Nein. Ich lasse zu, dass mich jemand verletzt.

Jemand schüchtert mich ein? Nein. Ich lasse zu, dass mich jemand einschüchtert.

Ich hatte mich selbst kleingemacht, indem ich mich mit diesem Mädchen verglichen hatte. Aber warum überhaupt? Warum ist es uns so wichtig, was andere tun und wie sie damit im Vergleich zu uns abschneiden?

Bei mir persönlich steckt oft Neid dahinter, weil ich in bestimmten Bereichen unzufrieden mit mir selbst bin. Dieses Gefühl besprach ich in der nächsten Sitzung mit meiner Therapeutin.

»Ich schäme mich für diesen Neid«, erklärte ich ihr.

»Das brauchen Sie nicht«, gab sie zurück. »Neid ist ein ganz normales und wichtiges Gefühl. Er entsteht aus der Angst heraus, selbst übersehen zu werden. Selbst Tiere haben Neid. Futterneid zum Beispiel.«

Ich erinnerte mich an eine frühere Sitzung, in der Frau Koch mir erklärt hatte, dass wir Menschen innerlich oft aus dem Grund ablehnen, weil sie uns auf unsere Defizite hinweisen. Im besten Fall reagierten wir darauf mit Selbstmitgefühl, im schlechtesten Fall reden wir uns oder die andere Person klein. Mir ist es in solchen Situationen immer besonders wichtig, mir bewusst zu machen, was genau ich überhaupt will. Was macht der Gedanke mit mir, dass andere erfolgreicher sein könnten als ich? Die Antwort ist einfach: Ich fühle mich im Vergleich unbedeutend und wertlos. Ereilt mich dieses Gefühl, denke ich immer bewusst an einen Spruch, den mir meine Freundin Carrie mal geschickt hat: »Someone else's beauty doesn't take away from your own.« (Auf Deutsch: »Die Schönheit einer anderen Person macht dich nicht weniger schön.«) Ich bin hundertprozentig Toni, und egal wie perfekt eine andere Person auf mich wirken mag – sie wird nie machen können, dass ich weniger ich selbst bin.

Später bin ich mit diesem Gedanken sogar noch einen Schritt weitergegangen. Ich bin zu der Erkenntnis gelangt, dass meine innere Zufriedenheit nicht von irgendwelchen Bedingungen abhängt, sondern allein von meiner Einstellung. Ich bin nicht zufriedener, wenn mir die langen Beine des Mädchens an der Supermarktkasse vor mir auffallen und ich mir wünsche, ich hätte auch solche Beine. Ich bin nicht zufriedener, wenn ich meine beste Freundin um ihre schönen, vollen Haare beneide. Ganz im Gegenteil: Mit jedem Gedanken, den ich daran verschwende, mich mit einer anderen Person zu vergleichen, entferne ich mich einen Schritt weiter von meiner inneren Zufriedenheit. Weil ich mich immer weiter von mir selbst wegbewege.

»Wenn ich deine Figur hätte …« Diesen Satz höre ich immer wieder von anderen Leuten.

»Was dann?«, habe ich letztens mal auf diese Aussage erwidert.

»Dann wäre ich so glücklich.«

In dieser Antwort konnte ich mich selbst nur zu gut wiederfinden. Auch ich habe meine Zufriedenheit früher ständig von Bedingungen abhängig gemacht. »Wenn ich so und so viel wiege, bin ich glücklich.« – »Wenn ich mit der Schule fertig bin, ist mein Leben perfekt.« – »Wenn ein Verlag mein Buch veröffentlicht, bin ich für immer der glücklichste Mensch der Welt.« All diese Sätze stammen von mir. Und ich habe noch zig mehr solcher Bedingungen aufgestellt, um mir selbst vorzumachen, mein Glück im Hier und Jetzt hinge von irgendetwas anderem ab als meiner persönlichen Einstellung.

Alle diese Ziele erreichte ich schließlich. Ich hungerte mich auf das vorgenommene Gewicht herunter und nahm sogar noch weiter ab. Ich beendete die Schule, zog von zu Hause aus und begann ein Studium. Und gerade sitze ich hier und tippe an meinem Text, weil mein Traumverlag mir eine Zusage für die Veröffentlichung gegeben hat. Und weißt du was? All diese Dinge sind supercool. Sie sind krass. Ich freue mich und habe ihretwegen den einen oder anderen Luftsprung vollführt. Aber sie machen mein Leben nicht perfekt. Denn in dem Augenblick, in dem ich mein Wunschgewicht erreicht hatte, wollte ich sofort zwei Kilo weniger wiegen, in dem Moment, in dem ich auszog, fiel mir auf, dass meine neue Wohnung ja doch ziemlich klein war, und als ich den Buchvertrag unterschrieb, überlegte ich schon eine Sekunde später, welches Manuskript ich als Nächstes schreiben würde.

In einem Podcast von einer meiner liebsten Bloggerinnen, Sina alias @mutimbauch, musste ich einmal aufhorchen, als es um die Themen »Neid« und »Vergleichen« ging. Sina erzählte in dem Podcast, ihr Mann habe ihr einmal die Frage gestellt, wer ihr Vorbild sei. Sie nannte daraufhin verschiedene Personen aus ganz unterschiedlichen Bereichen. »Die Figur von ihr, den Mut von ihm, den Ehrgeiz von jener Person, den Humor von dieser etc.« Als Endergebnis hatte Sina sich die perfekte Version eines Menschen zusammengebastelt, den es in Wirklichkeit so gar nicht gab. Ihr Mann forderte sie anschließend auf, sich auf eine einzige Person zu beschränken, die sie sich zum Vorbild machen wollte. Das Resultat: Sie konnte sich nicht entscheiden. Denn plötzlich wurde ihr bewusst, dass jeder dieser Menschen auch Makel und Schwächen hatte.

Für mich war diese Podcast-Folge sehr inspirierend. Anstatt uns zu wünschen, so zu sein wie jemand anderes, sollten wir uns lieber auf uns selbst konzentrieren. Das hat für mich auch eine Menge mit Achtsamkeit zu tun. Ich befinde mich im Hier und Jetzt – und ja, verdammt, ich befinde mich im Hier und Jetzt mitsamt allen meinen Makeln und Schwächen. Mit meiner unreinen Haut, meinen kaputten Haaren und meinem viel zu sturen Kopf. Aber es macht mich in diesem Moment kein bisschen zufriedener, wenn ich darüber nachdenke, ob meine beste Freundin hübscher, schlauer oder reicher ist als ich. Genauso gut könnte ich mir im Winter dreißig Grad wünschen. Es gibt Dinge, auf die haben wir nur begrenzt Einfluss, und alles andere muss man lernen zu akzeptieren. Sonst stehen wir unserer Zufriedenheit nur selbst im Weg.

## ICH LEBE NICHT FÜR ANDERE

*»Einen Löwen interessiert nicht, was*
*Schafe über ihn denken.«*
Sprichwort

Ich erinnere mich an einen Tag in einer Tiefphase der Magersucht, an dem ich mit meiner Mama in der Stadt war und sie sich eine Portion Pommes bestellte. Weil sie vollkommen mit Einkaufstüten beladen war, bat sie mich, einen Moment lang ihre Pommesschale für sie zu halten. Unsicher schaute ich mich um und schüttelte den Kopf. »Nein, Mama«, flüsterte ich. »Das kann ich nicht. Was ist, wenn mich jemand Bekanntes sieht, der weiß, dass ich krank bin?«

Für einen gesunden Menschen muss dieser Satz absolut verwirrend klingen, aber ich hatte damals ein großes Problem damit, wenn andere Menschen mich beim Essen sehen konnten. Viel zu groß war meine Angst, ihre Erwartungen nicht erfüllen zu können. Ihre Erwartungen an mich als Kranke.

Denn sobald Freunde, Mitschüler oder Lehrer über meine Essstörung Bescheid wussten, hatte ich den Drang, mich vor ihnen zu beweisen und zu zeigen, dass ich tatsächlich krank war. Ich machte mich komplett abhängig von ihren Erwartungen.

Mir ist irgendwann aufgefallen, dass die Erwartungen anderer Menschen uns in einen Teufelskreis treiben können. Wie ich das meine? Zu Schulzeiten wurde ich zum Beispiel von vielen als arrogant wahrgenommen, weil ich durch mein vorgetäuschtes Selbstbewusstsein und die »coolen« Klamotten, die ich trug, um auch ja nicht aus der Reihe zu fallen, ein bestimmtes Bild von mir kreiert hatte. Irgendwann identifizierte ich mich so sehr mit dieser Rolle, dass ich gar nicht mehr hinterfragte, wer ich eigentlich hinter dieser Fassade war. Egal was die Leute über mich dachten – ich nahm es einfach an. Das ging so weit, dass ich mich damit abfand, in Mathe einfach schlecht zu sein, bei Ballsportarten immer als eine der Letzten gewählt zu werden und in Geschichte keinen Plan zu haben, wer genau Ludwig XIV. gewesen war. Ich hatte meine vermeintlichen Schwächen in Glaubenssätze verwandelt und sie in mein Leben integriert. Erst als ich später die Schule wechselte, wurde mir bewusst, wie falsch viele dieser Annahmen über mich selbst waren. Sie hatten oft gar nichts mit der Person gemeinsam, die ich wirklich war.

Glaubenssätze sind prinzipiell nichts Schlechtes. Sie geben uns Schutz, indem wir uns mit ihnen identifizieren können und so sicherer durchs Leben gehen. Problematisch werden sie nur dann, wenn sie uns in dem einschränken, was wir eigentlich gern tun würden. Ich stelle mir das Ganze wie eine Dominokette vor. Wenn ich einen negativen Glaubenssatz habe, traue ich mir weniger zu und vermeide die entsprechende Situation, wodurch ich mich selbst erneut in dem Glauben bekräftige, dass ich die betreffende Sache einfach nicht gut kann und sowieso nie geschafft hätte. Wer sich nie traut, im Fußball den Ball zu kicken, wird niemals ein Tor schießen. Hier heißt es: Überprüfe deine Glaubenssätze regelmäßig auf ihren Wahrheitsgehalt! Sein Glück von den eigenen Erwartungen oder gar denen anderer Menschen abhängig zu machen, ist nämlich total bescheuert.

Ich weiß das aus eigener Erfahrung, denn früher richtete ich mein Leben tatsächlich fast nur nach den Menschen um mich herum aus. An einer anderen Stelle in diesem Buch habe ich ja bereits erwähnt, dass meine Essensverweigerung für mich auch eine Möglichkeit war, meine Familie abzustrafen. In Streitsituationen verbot ich mir beispielsweise das Essen, weil ich glaubte, durch mein Hungern der Welt zeigen zu können, wie schlecht sie mit mir umgegangen war. Das war letztendlich eine Form von Trotz.

Wie absurd es aber wirklich ist, anderen Menschen die Macht über mein Leben zu geben, wurde mir erst bei meinem letzten Klinikaufenthalt bewusst. Dort saß ich eines Abends beim Abendessen, vor mir ein riesiger Teller, vollgeschaufelt mit Salat und Gemüse. Ich war schon immer eine dieser essgestörten Personen, die kein Problem damit hatten, Unmengen an kalorienarmen Speisen zu essen. Mir ging es hauptsächlich darum, meinem Körper nicht zu viel Energie zuzuführen, sodass ich auch ja nicht zunehmen würde.

»Du hast dir aber einiges da draufgeschaufelt«, bemerkte ein Mitpatient, der sich zu mir an den Tisch gesetzt hatte. Er war Mitte vierzig, hatte eine Glatze und war mir bis dahin noch nie sonderlich aufgefallen.

Einen Augenblick später hatten sich Tränen in meinen Augen angesammelt. »Du bist gefräßig«, schrie die Essstörung mich an, und ich schämte mich sofort dafür, mich nicht besser im Griff zu haben. Mit einem dicken Kloß im Hals sah ich den Mann an und sagte mit zitternder Stimme: »Du, dieser Kommentar hat mich sehr verletzt. Ich werde hier wegen meiner Magersucht behandelt, von daher spar dir bitte so was.«

Er schaute mich irritiert an und murmelte: »Das konnte ich ja nicht wissen ...«

Ich verließ an diesem Abend weinend den Tisch und kippte mein gesamtes Essen in den Mülleimer. Später auf meinem Zimmer telefonierte ich mit meiner Mutter.

Auf dem Teppichboden vor meinem Bett sitzend schluchzte ich in mein Handy: »Mama, ich dachte, hier wäre alles anders. Ich dachte, eines Tages würde ich den Tiefpunkt erreichen und wieder gesund werden wollen.« In diesem Moment wurde mir klar, dass Dr. Kiesberg recht gehabt hatte, als er mir gesagt hatte, dass es diesen einen Moment bei einer Essstörung nicht gebe, in dem man endlich krank genug sei und wieder zunehmen könne.

Meine Mutter holte tief Luft. Die Worte, die sie mir anschließend mit auf den Weg gab, haben bis heute eine riesige Wirkung auf mich.

»Wenn du stirbst, Toni, weißt du, was die Leute dann sagen?«, fragte sie.

Ich hielt inne und sagte nichts.

»Sie werden schockiert sein. Sie werden miteinander sprechen und sich erzählen, dass Antonia von nebenan gestorben ist. Antonia, die jüngste Tochter der Wesselings. Mit 18. An Magersucht. Und weißt du, was sie dann machen werden?«

Ich zuckte mit den Schultern, denn ich wusste nicht, was ich erwidern sollte.

»Sie werden den Fernseher anschalten und sich die *Tagesschau* anschauen und danach den *Tatort*. Am nächsten Morgen werden sie ihr Käsebrot frühstücken und die Zeitung lesen. Sie werden zur Arbeit fahren und sich im Auto ärgern, dass die Ampel so lange rot ist.«

Es dauerte einen Augenblick, bis ich verstand, was meine Mutter mir damit sagen wollte.

»Die Menschen, von denen du gesehen werden willst, für die du dich und dein Leben aufopferst, weil du glaubst, ihnen zeigen zu müssen, wie sehr du leidest, indem du verhungerst«, fuhr meine Mutter fort. »Diese Menschen werden einfach so weiterleben, wenn du nicht mehr da bist. Sie werden ein paar Stunden an dich denken, ein paar Tage oder Wochen vielleicht. Möglicherweise werden sie sich auch in zwei Jahren noch mal an dich erinnern ... Aber den Großteil der Zeit wirst du vergessen sein, und sie machen genau so weiter wie vorher.«

Immer mehr Tränen liefen mir über die Wangen. Ich konnte kaum ein Wort von mir geben, weil das, was meine Mutter gerade gesagt hatte, so weh in meinen Ohren tat. Dennoch war diese Erkenntnis für meine Entwicklung unheimlich wichtig.

Für die Welt bist du ein Niemand. Wir alle sind nur winzige Punkte auf einer riesigen Kugel. So klein, dass man uns aus nur einigen Metern Höhe kaum noch erkennen kann. Aber für dich bist du alles, was du hast. Dein ganzes Leben. Eines Tages werden dich deine Eltern verlassen. Du wirst in diesem Leben Freunde verlieren. Wege scheiden sich. Durch Veränderungen, Streit oder durch den Tod. Aber du selbst bist die einzige Person, von der du dich niemals trennen wirst.

Als ich an diesem Abend in der Klinik auf dem Boden saß und weinte, wurde mir bewusst, dass die Welt sich weiterdrehen würde. Auch wenn ich an meiner Magersucht starb. Die Menschen würden mich früher oder später vergessen haben. Und dennoch setzte ich für sie mein Leben aufs Spiel.

Heute hängt in meinem Zimmer eine Karte mit dem Spruch: »Die Erwartungen der anderen sind die Erwartungen der anderen.« Diesen Satz möchte ich niemals wieder vergessen.

## ICH AKZEPTIERE MEINEN KÖRPER

Als ich noch richtig tief in der Magersucht steckte, schickte ich einer Freundin, die früher selbst essgestört gewesen war, eine Sprachnachricht, in der ich sie fragte, wie es ihr gelungen war zu essen, obwohl sie doch wusste, dass sie dadurch zunehmen würde.

»Mit Selbstliebe«, antwortete sie, und ich verdrehte die Augen.

Wenn Selbstliebe der Weg war, um gesund zu werden, würde ich es niemals schaffen, da war ich mir sicher. Denn ich war absolut nicht in der Lage, meinen Körper zu lieben. Das Wort allein versetzte mich daher in Panik, denn es löste bei mir aus, dass ich mich wie ein hoffnungsloser Fall fühlte.

Mittlerweile verstehe ich, was meine Freundin damals meinte. Es ist vollkommen normal, dass es Tage gibt, an denen man den Spiegel am liebsten umdrehen würde. Vor allem wenn man nach einer Essstörung so wie ich viele Kilo zugenommen hat.

Am Anfang meines Heilungsweges sagte ich mir deswegen, dass ich mir gar nicht selbst gefallen müsse. Ich müsste nicht in den Spiegel schauen mit der Erwartung, mich plötzlich schön zu finden. Nein, ganz im Gegenteil. Am Anfang müsste ich es aushalten, mich eklig zu finden, und mir gleichzeitig erlauben, trotzdem im Leben zufrieden zu sein.

Früher haben mich meine eigenen Ansprüche kaputtgemacht. Nicht nur auf meinen Körper bezogen, sondern auf meine ganze Person. Die ganze Zeit über glaubte ich, wenn ich nur irgendwann meine eigenen Ansprüche erfüllen könnte, wäre ich eines Tages zufrieden mit mir. Doch was hat mir das gebracht? Ich habe meine Jugend an die Essstörung verloren und letztendlich auch fast mich selbst. Wir werden es niemals schaffen, unseren Ansprüchen völlig gerecht zu werden. Unsere innere Stimme wird uns nie versichern, dass wir gut genug sind. Ich sagte mir damals also: Ich versuche seit Jahren, mir auf diese Art und Weise zu genügen, aber es ist mir nie gelungen, also warum versuche ich es nicht mal auf einem anderen Weg? Wieso gehe ich ausnahmsweise nicht einfach mal mit Gleichgültigkeit an die Sache heran? Wenn mein Streben nach Perfektion mir ohnehin nur Frust einbringt, wieso gebe ich es nicht einfach auf? Ich könnte nur wieder gesund werden, wenn ich akzeptierte, dass mir mein Körper mit den zusätzlichen Kilo nicht gefallen würde. Aber das bedeutete nicht, dass ich gleichzeitig nicht zufrieden mit mir sein konnte.

Gestern Abend sagte ich zu meiner Mutter: »Irgendwie ist es doch verrückt, dass wir unserem Körper heutzutage eine so große Bedeutung beimessen. Keiner macht sich wirklich Gedanken darüber, ob er eine hübsche Zunge hat, und ich habe noch nie von jemandem gehört, der sich jahrelang im Bett verkrochen hat, weil er seinen Bauchnabel nicht mochte. Frag mal deine Großeltern, ob sie ihren Körper schön finden. Ich bin mir sicher, sie haben sich die Frage wesentlich seltener gestellt als wir.«

Die Aufgabe unseres Körpers ist es nicht, immer so auszusehen, wie es das aktuelle Schönheitsideal verlangt. Unser Körper trägt uns durchs Leben, er ist das Zuhause unserer Seele und sollte hauptsächlich eines: funktionieren.

Für Außenstehende ist es schwer nachzuvollziehen, wie Essgestörte ihren Körper wahrnehmen. Ich glaube, insgeheim haben sich viele Menschen in meinem Umfeld die Frage gestellt, ob ich sie vielleicht auch zu dick finde, wenn ich schon mich selbst mit starkem Untergewicht so sehr verabscheue. Aber die Wahrheit ist, dass ich andere Leute bis zuletzt niemals groß beurteilt habe. Meine Körperschemastörung bezog sich einzig und allein auf mich selbst. Aber wieso ist das so? Wie kann es sein, dass Betroffene, die nur aus Haut und Knochen bestehen, in den Spiegel schauen und glauben, zu dick zu sein, obwohl sie bei anderen Menschen diese Fehleinschätzung nicht vornehmen?

Diese Frage habe ich in der Therapie unendlich oft besprochen. Die Antwort darauf lautet: Unsere inneren Glaubenssätze über uns selbst bestimmten die Art und Weise, wie wir uns selbst wahrnehmen. »Ich bin nicht gut genug«, sagte ich mir jahrelang und hungerte mich weiter runter. Es ging längst nicht mehr um meinen Körper, sondern darum, meine Unzufriedenheit mit mir selbst zu kompensieren. Die Autorin Stefanie Stahl schreibt in ihrem Buch *So stärken Sie Ihr Selbstwertgefühl,* dass Menschen mit Selbstwertproblemen ihre Unsicherheiten oft auf ihr Aussehen projizieren, weil sie so leichter handhabbar scheinen.[7] Sicher kennst du das Phänomen der Mutterliebe. Mütter sehen ihre Kinder ganz anders als außenstehende Menschen. Sie verlieren die Objektivität und finden alles faszinierend, was das eigene Kind sagt oder tut. Das zeigt noch mal: Wir sehen, was wir sehen wollen. Wer sich selbst in seinem Innersten nicht für liebenswert genug oder gar abscheulich hält, kann nicht in den Spiegel sehen und sich dort vom Gegenteil überzeugen.

Wer selbst essgestört ist, kennt dieses Szenario vielleicht: Man wird morgens wach und stellt sich vor den Spiegel. Am Tag zuvor hat man wenig gegessen, und plötzlich kommt man sich viel dünner vor. Die Beine wirken schlanker, der Po straffer, und sogar die Oberarme sehen auf einmal nicht mehr so kräftig aus wie sonst. Dann geht man runter in die Küche, stürzt sich ausgehungert auf das Stück Kuchen, das im Kühlschrank steht, und ein paar Minuten später fühlt man sich schon wieder dick, und im Spiegel schaut einem eine undisziplinierte Person mit fetten Oberschenkeln, aufgedunsenem Bauch, dickem Arsch und Schwabbelarmen entgegen. Noch mal: Man sieht das, was man sehen will.

Zum Schluss deshalb hier ein hilfreicher Spruch, den mir meine Freundin Tabita mal gesagt hat: »Wenn dein Kopf sagt, dass dein Körper scheiße ist, dann arbeite an deinem Kopf und nicht an deinem Körper.«

### MEINE 5 TIPPS FÜR MEHR KÖRPERAKZEPTANZ

1. Ich frage mich, warum ich meinen Körper verändern will. Persönlich habe ich mir über die Jahre bewusst gemacht, dass es mir beim Abnehmen nie um mein Aussehen ging, sondern um das, was ich damit verknüpfte: Disziplin, Schutz, Anerkennung. Meine wirklichen Ziele werde ich langfristig auf diesem Weg aber nicht erreichen können.

2. Ich stelle meinen Körper nicht mehr ständig infrage. Wenn solche Gedanken auftauchen, fokussiere ich mich auf etwas anderes.
3. Ich rede nicht mehr schlecht über meinen Körper. Denn aus unseren Worten werden Wahrheiten.
4. Wenn ich mich unwohl in meinem Körper fühle, nehme ich mich selbst in den Arm und begegne mir mit Wohlwollen und Akzeptanz. Sich mal scheiße zu fühlen, ist vollkommen okay. Das heißt aber nicht, dass ich daraus irgendeine Handlung ableite.
5. Ich stelle mir die Frage: Ist es das wirklich wert? Bringt mich das Abnehmen meinem Ziel wirklich näher? Hat es mich in der Vergangenheit zufriedener gemacht?

## ICH BIN DANKBAR

*»Nicht die Glücklichen sind dankbar.*
*Es sind die Dankbaren, die glücklich sind.«*
Francis Bacon

Wenn Menschen von meiner Erkrankung erfahren, bedauern sie mich meist. Ich kann verstehen, dass für viele der erste Gedanke ist: »So viel Leben verpasst.«

Auch ich habe mich früher oft gefragt: Wieso trifft diese Krankheit mich? Lange Zeit war ich überzeugt, das Schicksal wolle mich bestrafen. Ebenso gaben sich manchmal meine Eltern die Schuld. Die Frage, ob sie etwas falsch gemacht hätten, ließ ihnen keine Ruhe.

Heute kann ich sagen, dass meine Krankheit mich aus vielen Albträumen wachgerüttelt hat. Sie kommt mir mittlerweile vor wie eine Art Autokorrektur in meinem Leben, die falsch geschriebene Wörter unterstreicht. Die schwersten Jahre meiner Erkrankung zeigten mir, dass ich nicht so weiterleben konnte wie bisher. Ohne die Essstörung wäre ich nicht auf mein eigenes Unglück aufmerksam geworden, denn jahrelang war ich blind für meine eigenen Gefühle. Früher wollte ich immer die Zeit zurückdrehen, um alles verhindern zu können, um niemals krank zu werden … Doch dann erkannte ich, dass ich nur durch die Erkenntnisse aus meinen Therapien zu dem Menschen geworden war, der die ganze Zeit schon in mir geschlummert hatte.

Heute bin ich dankbar für die Person, die ich bin. Und außerdem für ganz viele Kleinigkeiten in meinem Leben. Zum Beispiel war ich vor meiner Krankheit eine sehr wählerische Esserin. Erst meine Essstörung und der Verzicht auf viele Lebensmittel zeigten mir, wie kostbar eine Schale Reis, ein saftiger Apfel oder eine Handvoll Datteln sein können. Meine Klinikfreundin meinte kürzlich zu mir, sie habe in der Phase ihrer Heilung besonders gern trockenes Brot gegessen. Und damit meinte sie nicht nur Brot ohne Belag, sondern steinharte Krusten, die eigentlich an die Enten im Park verfüttert werden sollten. Niemand in Deutschland würde auf so eine Idee kommen, außer einer Essgestörten, die sich endlich das Essen wieder erlaubt.

Ich tue mich schwer, in diesem Buch über Veganismus zu schreiben, denn ich weiß, dass viele Leute denken, die Entscheidung, mich vegan zu ernähren, hätte etwas mit meiner Essstörung zu tun. Ich gebe zu, dass auch ich meine Motivation dahinter schon mal infrage gestellt habe. Denn ich habe mal gelesen, dass es tatsächlich einen Zusammenhang zwischen Veganismus und Essstörungen gibt. Dieser liegt aber nicht unbedingt daran, dass Betroffene von Essstörungen um jeden Preis versuchen, die Lebensmittel, die sie zu sich nehmen, einzugrenzen, sondern beruht auf der Theorie, dass wir Menschen in bestimmte Persönlichkeitstypen eingeteilt sind. Die Kategorie besonders sensibler Menschen ist dabei sowohl bei essgestörten als auch bei vegan lebenden Personen stark vertreten. Vielleicht hat mich die Magersucht dazu gebracht, mehr über mein Leben nachzudenken. Über das, was ich esse, genauso wie über das, was ich tue. Nicht nur habe ich mich viel mit Lebensmitteln auseinandergesetzt, sondern auch mit dem Schicksal und dem Leid, das andere Lebewesen für unseren Genuss auf sich nehmen. Und das ist auch der Grund, warum ich an dieser Stelle in meinem Buch über Veganismus sprechen will. Für mich geht es dabei nämlich viel um Dankbarkeit.

Mein Leben und mein Genuss dürfen niemandem schaden. Ich bin dankbar dafür, dass ich jeden Tag satt werden darf, und will nicht, dass andere Lebewesen für mich leiden müssen, wenn das vermeidbar ist. Durch die Krankheit habe ich gelernt, was mir im Leben wirklich wichtig ist. Ich beschäftige mich nicht mehr ausschließlich mit teuren Klamotten, versuche nicht mehr krampfhaft, anderen zu gefallen, und bin überzeugt, dass mich andere Menschen nicht verurteilen, nur weil ich mich für Bücher interessiere und kein Fan von angesagten Popbands bin.

Seit meinem Aufenthalt in Bad Grönenbach habe ich viel über die menschliche Psyche gelesen und viele meiner eigenen Knoten im Leben Stück für Stück auflösen können. Dankbarkeit war dabei ein großes Thema, und ich kann jedem Menschen nur raten, sich einmal damit auseinanderzusetzen und seinen Blick mehr auf die guten Seiten im Leben zu richten statt auf die schlechten. Es gibt dazu viele Übungen, die sich leicht in den Alltag integrieren lassen. Du kannst zum Beispiel entweder auf einem Stück Papier oder im Kopf eine Liste mit Dingen erstellen, für die du im Hier und Jetzt dankbar bist. Zum Beispiel kannst du dankbar dafür sein, dass du atmest! Dass du jeden Morgen aufwachst und die Chance hast, dein Leben zu leben und deine Geschichte weiterzuschreiben.

Vor ein paar Wochen lief ich in Köln in einem blauen Sommerkleid durch die Straßen. Die Sonne schien herrlich warm, und mein Schatten tanzte auf dem Asphalt. Für einen kurzen Augenblick schloss ich die Augen und sog diesen Moment ganz fest in mich auf. Ich war so dankbar – dankbar für meinen ersten Sommer zurück im Leben. Während ich 2018 noch Mühe hatte, mich selbst anzuziehen, weil ich mich so energielos und leer fühlte, habe ich heute wieder die Kraft zu rennen, meine Gefühle laut herauszubrüllen und wild durch mein Apartment zu tanzen. Ich kann beim Telefonieren wieder durch die Gegend laufen und muss mich nicht alle zwei Minuten hinsetzen, und bei meinen Eltern kann ich aus dem Keller bis in mein Zimmer rennen, zwei Stockwerke hoch, ohne Pause oder Schnappatmung. Ich bin nicht mehr die Erste, die sich eine dicke Jacke anziehen muss, weil sie vor Kälte kaum noch denken oder Luft holen kann.

Und selbst wenn ich mal in einem Tief feststecke, schließe ich einfach die Augen und denke an den Leuchtturm, von dem mir meine Freundin Carrie erzählt hat: »In der Dunkelheit stellst du dir deine Gefühle wie das Licht eines Leuchtturmes vor. Es dreht sich, und nur ein Bruchteil der Umgebung strahlt in seinem Glanz. Das bedeutet aber nicht, dass all die Dinge, die gerade im Dunkeln liegen, nicht da sind. Denn das sind sie.«

**Meine Schwester Victoria sagt:**
»Mittlerweile wohnt Toni in Köln, wo auch ich früher studiert und gelebt habe. Ein halbes Jahr lang waren wir gemeinsam dort und haben ab und zu abends zusammen Chips oder Eis von Ben & Jerry's gegessen. Wie normale Schwestern. Es ist nicht immer einfach gewesen mit uns, und viele Dinge hätte ich niemals mehr für möglich gehalten. Heute bin ich für solche Momente einfach unfassbar dankbar.«

Mein Leben fühlt sich heute manchmal so an wie nach einer zweiten Geburt. Mit der Krankheit habe ich einen zutiefst anstrengenden Weg zurückgelegt, einen Weg, den einige Menschen nicht überleben. Ich habe von dieser Zeit viele Narben davongetragen, die mich bis zu meinem Tod begleiten werden. Dennoch hat dieser Weg mich an einen besseren Ort gebracht. Dafür werde ich immer dankbar sein.

Dankbarkeit erfüllt uns nicht nur im Inneren. Sie strahlt nach außen und zieht gute Dinge an. Um ehrlich zu sein, bin ich kritisch, was Modelle wie das *law of attraction* (auf Deutsch: »Gesetz der Anziehung«) betrifft. Vertreter der Esoterik argumentieren, dass allein der tiefe Glauben an das Gute die Kraft besitzt, uns bei der Verwirklichung all unserer Träume und Wünsche zu helfen. Ganz so einfach ist es nicht, dennoch bin ich überzeugt davon, dass wir mit unserer inneren Einstellung nicht nur unser psychisches, sondern auch unser körperliches Wohlbefinden steigern können. Wir leben im Hier und Jetzt, und in jedem Moment gibt es so viel Schönes, wofür wir dankbar sein können. Unser Glück liegt in unseren eigenen Händen, wir müssen nur zupacken.

# Und heute?

Gesund werden. Mir wurde jahrelang gesagt, dass es ein »Gesund« nicht gibt. Man kann trockener Alkoholiker werden, man kann seine Depressionen oder seine Essstörung in den Griff bekommen, aber man wird nie ganz frei davon sein.

Glaube ich das? Ich weiß es nicht. Ich stelle mir meine Essstörung derzeit wie einen wilden Hund vor, den ich mit einem stabilen Seil an einen Baum gebunden habe. Es gibt Zeiten, da schläft der Hund und ist friedlich, doch wenn man ihn provoziert, kann er auch sehr laut bellen. Dennoch weiß ich, dass der Hund nicht mehr beißen kann. Denn er ist fest an seinen Baum gekettet.

Ich kann mir vorstellen, dass ich mein Leben lang immer mal wieder Phasen haben werde, in denen die Essstörung ihre Hand nach mir ausstreckt und ruft: »Komm zurück! Ich weiß, dass du mich brauchst.« Aber im Gegenteil zu früher weiß ich heute mit dieser Stimme umzugehen. Ich habe Tage, an denen werde ich morgens wach und überlege, das Frühstück ausfallen zu lassen. Doch das ist okay. Frau Koch sagte mal zu mir: »Einen Kleiderschrank, der überfüllt war und dann aufplatzt, füllt man nicht effektiv, indem man einfach alles wieder reinstopft. Sondern indem man aussortiert und faltet. Langsam.« In den letzten Monaten habe ich sehr viel sortiert und gefaltet. Manche Dinge habe ich aus meinem Schrank herausgenommen, andere kamen neu hinzu.

Es gibt Tage, an denen schaue ich alte Fotos von mir an und denke: Ja, ein paar Kilo weniger wären schon schön. Dann hinterfrage ich diesen Gedanken und schaue, woher dieser

Wunsch kommt. Bisher bin ich immer zu dem Ergebnis gekommen, dass es letztendlich nicht um das Gewicht auf der Waage geht, sondern um etwas, was ich durch das Abnehmen glaube wiederzuerlangen. Ich setze mich hin und schaue, was den Hund zum Bellen gebracht hat. Ich höre ihm zu. »Was brauchst du, Hund, damit du aufhörst zu bellen?«, frage ich. Brauche ich Zeit für mich? Brauche ich Zuneigung oder Entlastung? Habe ich das Gefühl, mir wächst alles über den Kopf?

Die Essstörung ist ein Weg, den ich viele Jahre meines Lebens gegangen bin, bis ich mir bewusst wurde, dass es sich dabei um eine Sackgasse handelt. Den Weg ein zweites Mal zu gehen, würde absolut keinen Sinn ergeben. Wie sagt man: Wenn die Vergangenheit anruft, geh nicht ran! Sie hat nichts Neues zu sagen.

Heute sehe ich die Welt zu großen Teilen neu. Es ist, als habe jemand die Helligkeit und die Sättigung in meinem Leben wie auf einem Foto hochgeschraubt. Kleinigkeiten, die mir als Kind nicht aufgefallen sind, empfinde ich jetzt als wertvoll.

Meine Mutter meinte neulich zu mir: »Das Schönste ist, dass ich heute an dich denken kann und dabei nicht mehr nur noch Sorge verspüre.« Ein Satz, der mich vor ein paar Jahren in den Wahnsinn getrieben hätte, erfüllt mich jetzt mit Freude. Früher hätte es für mich geklungen, als wäre ich meiner Mutter egal. Aber wenn heute jemand zu mir sagt: »Du siehst besser aus«, dann interpretiere ich das nicht als »Wow, hast du viel zugenommen«, sondern freue mich über die Anerkennung meiner Entwicklung. Ich höre, dass ich mich positiv verändert habe, und nehme das Kompliment als das an, was es ist – etwas Gutes!

Das kann ich heute so sehen, weil ich es auch fühlen kann. Es fühlt sich wahr an.

Ich *habe* mich positiv verändert.
Ich *kann* stolz auf mich sein.
Es *geht* mir wieder gut.
Und du? Du kannst das auch.

# Danksagung

In diesem Buch steckt mehr von mir als in all meinen bisherigen Veröffentlichungen zusammen. Die vorliegende Geschichte ist nicht nur meine. Sie hat das Leben vieler Menschen geprägt, die mir nahestehen und immer zu mir gehalten haben.

Bevor ich zu meinen Lieblingsmenschen komme, möchte ich mich aber zuallererst bei den Personen bedanken, die es möglich gemacht haben, dass du dieses Buch gerade in deinen Händen hältst: dem gesamten Team von Eden Books. Als ich nach Berlin gefahren bin, um euch mehr über mein Projekt zu erzählen, habt ihr mir sofort das Gefühl gegeben, dass ich verstanden werde. Ich habe mich bei euch unfassbar gut aufgehoben gefühlt.

Julia, ich danke dir für das lange Gespräch, deine lieben Worte und deine großartige Unterstützung.

Tanja, vielen Dank für deine wundervolle Arbeit. Auch wenn du mich manchmal mit Textkürzungen gequält hast, hat es mir großen Spaß gemacht, mit dir das Beste aus meinem Text herauszuholen. Dass ich heute sagen kann: »Ich bin zufrieden mit dem Ergebnis«, ist auch ein großes Stück weit dir zu verdanken.

Nina, ganz herzlichen Dank für den wunderschönen Tag beim Covershooting. Damit ist ein Kindheitstraum von mir in Erfüllung gegangen. Mit deiner Unterstützung habe ich mich unheimlich wohl vor der Kamera gefühlt.

Meine Geschichte heute in Form eines Buches in meinen Händen halten zu können, fühlt sich surreal und vertraut zugleich an. Danke, Jennifer, für diese Chance und dafür, dass du an meine Idee geglaubt hast. Wie viel mir euer Vertrauen in meine Arbeit bedeutet, kann ich kaum in Worte fassen.

Auf dem Weg zu diesem Buch haben mich allen voran meine Freundinnen Tabita und Morna unterstützt. Ich habe den Austausch mit euch sehr genossen und danke euch fürs Testlesen, eure ehrlichen Worte und die Inspiration, die ihr mir regelmäßig liefert!

Danke an meinen Freund Dpr, der diese Worte nie lesen wird. Wo auch immer du jetzt bist, ich bin mir sicher, du siehst auf mich hinunter und bist glücklich darüber, wie sich am Ende alles gefügt hat. Danke, dass du immer an mich geglaubt hast, auch damals, als ich für den Rest der Welt unsichtbar zu sein schien.

Danke an Carina, Fabi, Vivi und besonders meine Cousine und zauberhafte Freundin Juli. In schweren Zeiten habt ihr trotz allem den Kontakt zu mir gesucht und mich nicht allein gelassen. Ihr wisst gar nicht, wie wichtig es ist, Menschen wie euch als Freunde zu wissen.

Sarah, uns hat das Schicksal genau zur richtigen Zeit zusammengebracht. Du warst mein Fluchtweg aus der sozialen Isolation, weil ich durch dich erkannt habe, dass es Menschen gibt, die so ähnlich ticken wie ich, und ich deshalb niemals allein sein werde.

Danke an Carrie, meine geniale, liebenswerte und ehrliche Freundin! Du tratst viel zu spät in mein Leben. Vielleicht aber auch genau zum richtigen Zeitpunkt. Mit dir habe ich tiefgründige Gespräche geführt und Tränen gelacht. Wir haben für uns das perfekte Maß an Verrücktheit und Ernsthaftigkeit gefunden. Wenn ich an unsere gescheiterten Lesenächte 2019 mit Cola und Kartoffeln denke, könnte ich weinen, weil sich die Erinnerung so schön anfühlt.

Danke an meine Freundin Sarah, die während der letzten vier Jahre immer ein offenes Ohr für mich hatte und mir genau im richtigen Moment die nötigen Arschtritte verpasst hat. Deine ehrliche, herrlich selbstironische Art macht dich zu einem liebenswerten Menschen, und ich hoffe, dass du das eines Tages auch selbst sehen kannst. Für dich, Sarah, war ich nie die Kranke. Ich blieb Toni, und das war das größte Geschenk, das du mir machen konntest. Unsere Reise im Sommer 2018 war für mich eine Liebeserklärung an das Leben, und dass wir diese Zeit gemeinsam genießen konnten, macht unsere Freundschaft in meinem Herzen unsterblich.

Dass ich heute hier sitze und diese Worte überhaupt schreiben kann, verdanke ich nicht nur dem Kampfgeist meiner rebellischen Seele, sondern auch meinen Therapeuten.

Vielen herzlichen Dank an meinen Kölner Psychiater Herrn Dr. Gosciniak, der mir heute noch zu jeder Uhrzeit mit Rat und Tat zur Seite steht. Dass Sie mich auch bei diesem Projekt sofort unterstützt haben, weiß ich sehr zu schätzen!

Frau Seeberger, Frau Schick, Frau Locher – meine persönlichen Heldinnen aus der Psychosomatischen Privatklinik Bad Grönenbach –, Sie haben mir durch die intensiven Gespräche gezeigt, wie wunderschön mein Leben wieder sein kann.

Frau K. auch Ihnen möchte ich an dieser Stelle danken. Ihre Denkanstöße, Übungen und vor allem auch Ihre herzliche Art machen es mir leicht, mit meinen Sorgen auch heute noch immer wieder zu Ihnen zu kommen.

Nun zu meinen ganz besonderen Herzensmenschen:

Ich danke dir, mein Liebling, mein Luci, dass du mir nach Jahren der Leere und Betäubung gezeigt hast, dass Gefühle wahrhaftig existieren. Du hast mich zum ersten Mal wieder spüren lassen, was unendliches Glück ist, und jede schreckliche Erinnerung aus der Vergangenheit durch ein Gefühl der Leichtigkeit ausgetauscht.

Danke an meine Schwester Toja, der ich mit meiner Krankheit genauso wie mir fünf Jahre ihrer Jugend stahl und die mir trotz all der Beschimpfungen und meines distanzierten Verhaltens in jede Klinik Briefe schickte. Du konntest mich nicht immer verstehen, aber manchmal waren deine harten Worte genau das, was ich brauchte.

Papa, du lässt mich meinen Weg gehen, auch wenn du diesen für dich nie gewählt hättest. Danke dafür, dass du darauf vertraust, dass ich stark und mutig bin und dass ich nach all den Jahren der Verzweiflung und Angst immer noch deine Heldin sein darf. Ich bin unfassbar stolz auf dich.

Mama, ich bin dir unendlich dankbar dafür, dass du immer an meiner Seite warst, nächtelang Pläne mit mir geschmiedet hast und mir nie das Gefühl gegeben hast, ein hoffnungsloser Fall zu sein. Selbst als die Brotscheiben mir alle viel zu dick waren, warst du noch bereit, mit mir zum Bäcker zu fahren. Du hast bewiesen, wie groß das Herz einer Mutter sein kann, und ich hoffe, dass ich meinen Kindern irgendwann eine genauso tolle Mama sein kann, wie du sie für mich bist.

Zuletzt geht mein riesiger Dank an euch, meine Leserinnen und Leser, und an meine großartige Community auf YouTube und Instagram.

Ich liebe euch!

# Endnoten

1 https://deximed.de/home/b/kinder-und-jugendpsychiatrie/patienteninformationen/anorexie/anorexie-magersucht/

2 https://de.statista.com/statistik/daten/studie/28909/umfrage/in-krankenhaeusern-diagnostizierte-faelle-von-anorexie-und-bulimie/

3 https://www.n-tv.de/wissen/Zahl-der-Essstoerungen-nimmt-drastisch-zu-article19199341.html

4 Klaus Bernhard: *Panikattacken und andere Angststörungen loswerden! Wie die Hirnforschung hilft, Angst und Panik für immer zu besiegen,* Ariston Verlag, 2017.

5 Vgl. Stefanie Stahl: *So stärken Sie Ihr Selbstwertgefühl: Damit das Leben einfach wird,* Kailash, 2020

6 Rosette Poletti und Barbara Dobbs: *Selbstachtung: Leben in Frieden mit sich selbst (Achtsam leben),* Scorpio Verlag, 2014.

7 Vgl. Stefanie Stahl: *So stärken Sie Ihr Selbstwertgefühl: Damit das Leben einfach wird,* Kailash, 2020.

# Impressum

Antonia C. Wesseling
Wie viel wiegt mein Leben?
Warum wir bei Magersucht über den Tellerrand schauen müssen
ISBN: 978-3-95910-288-9

Eden Books
Ein Verlag der Edel Verlagsgruppe GmbH

www.edenbooks.de | www.edel.com
6. Auflage 2025
Redaktionsanschrift:
Edel Verlagsgruppe GmbH,
Kaiserstraße 14b, 80801 München
www.edelverlagsgruppe.de/kontakt

Zitat auf S. 150:
Julia Engelmann, Eines Tages, Baby
© 2014 Wilhelm Goldmann Verlag, München, in der Verlagsgruppe Random House GmbH

Einige Personen sind aus Gründen des Persönlichkeitsschutzes anonymisiert.

Projektkoordination: Nina Schumacher und Julia Gommel-Baharov Lektorat: Tanja Bertele
Umschlaggestaltung: Katja Vogt
Autorinnenporträts: © Sebastian Knoth
Layout und Satz: Datagrafix GSP GmbH, Berlin | www.datagrafix.com
Druck und Bindung: CPI books GmbH, Leck



Printed in Germany

Dieses Buch ist auch als E-Book erhältlich.